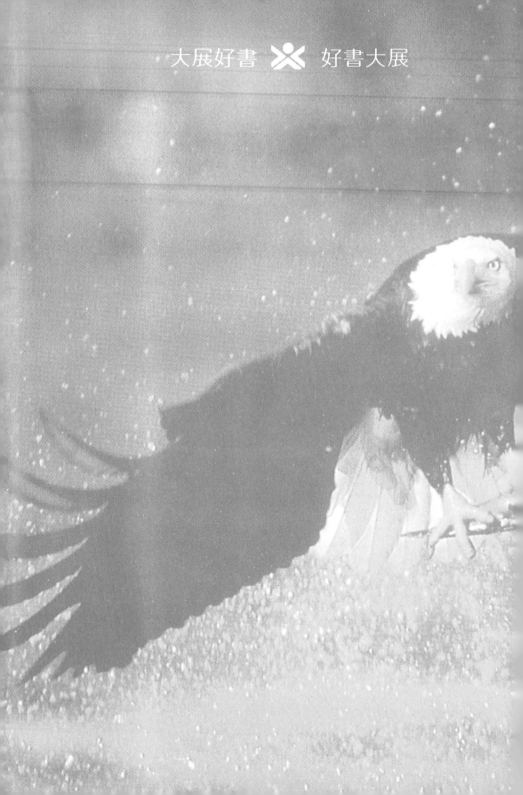

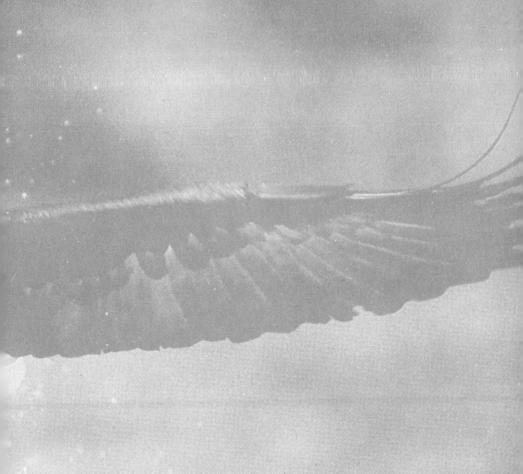

大展好書 ✕ 好書大展

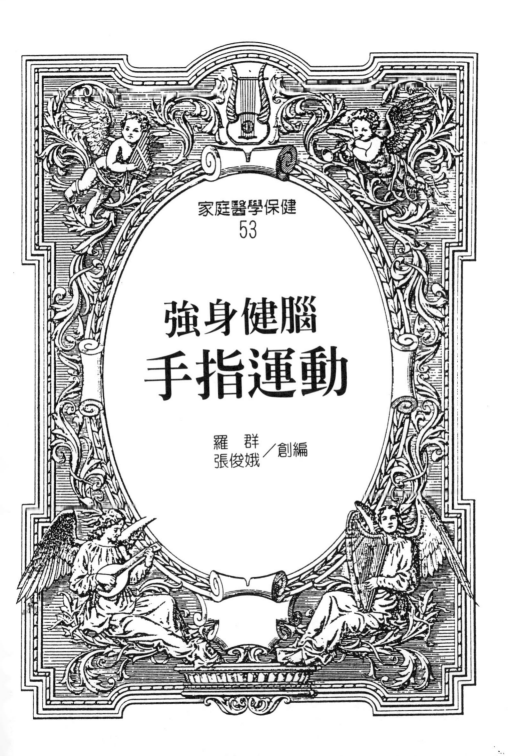

家庭醫學保健
53

強身健腦
手指運動

羅　群
張俊娥 ╱創編

序　言

　　這本書，是羅群、張俊娥二位數十年苦心鑽研、不斷總結經驗創編出來的。是一本好書，有很高的實用價值和科學價值，如能長期堅持，不但能健身，也能健腦，還具有保健的功能。

　　因為有機體的一切活動，就其產生的方式來說，都是反射。條件反射的形成過程是大腦皮層上形成暫時神經聯繫的過程，也就是說，人的一切活動都是由中樞神經系統支配的，手指的活動也不例外。

　　經常活動手指，可使佈滿兩隻手的感覺神經末梢刺激大腦皮層，而形成的這種條件反射。這對大腦的開發有不可估量的作用。

　　另一方面，從解剖角度看，參與手指運動的骨骼就有 54 塊之多，占全身骨骼 206 塊的四分之一。參加手指運動的肌群（特別是小肌肉群），就有幾十條。所以說，手指運動對身體所產生的作用是不可低估的。

　　「手指運動」花樣繁多。它的動作變化要比「徒手體操」動作內容豐富得多。十個手指加上手腕能編出上萬個不同的動作，有很強的趣味性。其特點還有：它不需場地，坐著、站著、躺著、臥著、健康的、體弱的、男女老幼，如果能長期堅持，都可以取得較好的效果。

　　這本書的出版，為在我國全面推廣新興的、獨立的、唯我國獨有的「手指運動」有一定的指導意義。

北京市體操技巧協會　副主席
李國英　教　授

前　言

　　如何提高青少年兒童的智力素質，讓他們更聰明些，這是當今社會每一個家長、教師共同關注的課題。究竟能不能通過一種訓練手段實現這一理想，我們的回答是肯定的，能！要使孩子的頭腦聰明起來，最簡單的辦法就是運動他們的兩隻手。請您記住這樣兩句話：「手指動起來，聰明蹦出來」。

　　很長一段時間，我們對研究「手」產生了濃厚的興趣。「一個大拇指在大腦所占的運動區，相當於一條大腿的十倍」。「大腦控制整個軀幹的細胞只相當於手的四分之一」。「手為大腦的外延」。「手為腦之師」。可見手指運動的作用和意義。科學的論斷激發了創作靈感，我們想每個孩子都有一雙手，如能創編一套適宜他們的手指運動，運用自己的雙手打開智慧的大門，那該多好啊！經過多年的潛心研究，我們依據中國的經絡學、按摩學，在民間廣泛收集整理的基礎上，結合少年兒童身心發展的特點，集科學性、藝術性、趣味性、實用性為一體，推出了具有中國特色的《手指運動》。手指運動分為各種系列。表演部分：手指操、手指舞、手指一百連環套、手指圓舞曲；競技部分：手指跑步（六種前進方式）、手指射擊、手指彈琴、手指運算、手指技巧等。

　　運動雙手不僅利於強身，而且利於健腦。傳統的中醫學告訴我們，手是人體十二經絡的起止點，手上有許多穴位。現代醫學也證明雙手是神經末梢最為集中的部位，而且人體的五臟六腑在手部都有各自的反射區。運動雙手伸屈推拿、拍打撞擊、纏繞扭轉，使每個穴位、

反射區得到刺激，每一塊小肌肉群都得到運動。通過經絡感應和升溫效應，可以對人體神經、微循環、消化、呼吸、泌尿等八大系統產生影響，暢通全身氣血、增強心臟輸出血流量和回收速度；促進新陳代謝。手指運動對大腦神經的直接刺激，大大促進神經的反應和智能的開發，這對正在成長的青少年、幼兒以及成年人和老人都是一種積極的鍛鍊。

　　手指運動的誕生，為貫徹「全民健身計畫」開拓了一個新天地。這項新的運動無疑也填補了學校體育運動的一項空白——它側重於上肢的運動和訓練，彌補了運動訓練的不足。

　　手指運動具有普及推廣的價值，它簡單易學、易練。它不需任何資金的投入，也不需要場地器材，只要您運動自己的雙手，就可達到強身健腦的目的。這項運動不僅適於城市普及，更適合於廣大農村推廣。

　　手指運動一經問世，就得到各級長官的關心指導，有識之士的支持和幫助。1992 年 6 月，在北京舉行的「全國首屆優生優育優教展覽會」上，手指運動榮獲銀獎，1994 年國家教委為補充豐富中小學體育課教學內容，已將手指運動列入《全國統編農村中小學體育教材》，1995 年 9 月開始在全國普及。

　　值此書出版之際，對給予我們支持和幫助的各級長官，各界人士以及許永春、黃壽祺、張筱玲、劉美珍、馮德全、胡玉瑜、劉繼雲、田慶雲、張運鼎、李豐年、趙潤田等表示衷心地感謝！懇請各位專家、學者對此提出寶貴意見，幫助我們改進提高。

目　　錄

（上　篇）

強身健腦
手 指 運 動
（上篇）

一、幼兒手指遊戲

家長和老師們，一般只想到為孩子們選購製作玩具，往往卻忽視了每個孩子具有的一雙巧妙無比、能千變萬化的「玩具」——手。

運動我們的雙手充分挖掘其潛力，不僅能使兒童在遊戲中其樂無窮，而且對兒童的智能培養，以及左右腦平衡發展，將產生積極的作用。

勤勞智慧的中國人民，千百年來在各地民間留下豐富的手指遊戲，為我們的生活增添了許多樂趣，現在我們收集整理了一批，奉獻給心靈手巧的小朋友們。

（一）手指兄弟

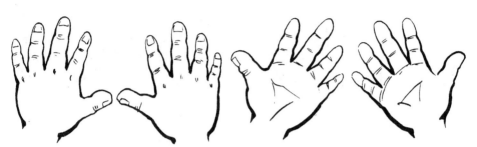

兄弟十個分兩組（十指
伸展手心向外）圖 1-1-1。

生來個子有高低，（翻動兩
手手心向內）圖 1-1-2。

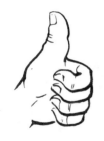 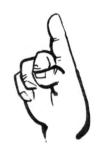

老大長得最粗壯，（兩手
伸拇指）圖 1-1-3。

老二生來有主意，（兩手伸
貪指）圖 1 1 4。

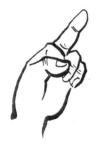 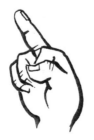 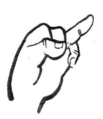 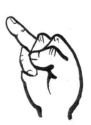

老三長得個子大，（兩手
伸中指）圖 1-1-5。

老四生來沒出息，（兩手伸
無名指）圖 1-1-6。

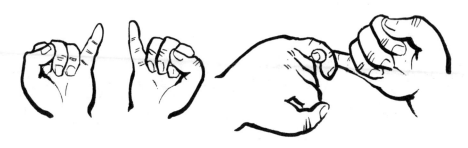

老五別看個子小,(兩手
伸小拇指)圖 1-1-7。

拉起勾來有本事,(兩手小
指互勾)圖 1-1-8。

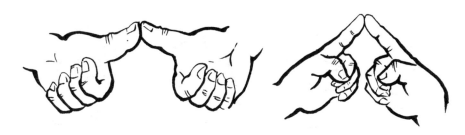

老大碰碰頭,(兩手大拇
指相碰)圖 1-1-9。

老二碰碰臉,(兩手食指相
碰)圖 1-1-10。

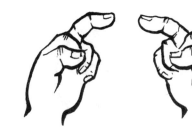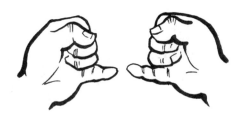

老三彎彎腰,(兩手中指
上下運動)圖 1-1-11。

老五伸伸腿,(兩手小指
伸展運動)圖 1-1-12。

大家拍手把歌唱，（兩手拍掌）圖 1-1-13。

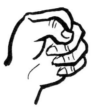

握緊拳頭有力氣，（握雙拳舉雙手）圖 1-1-14。

東一捶，（右手捶左手心）圖 1-1-15。

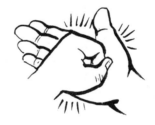

西一捶，（左手捶右手心）圖 1-1-16。

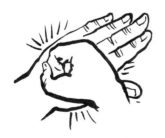

南一捶，（右手捶左手背）圖 1-1-17。

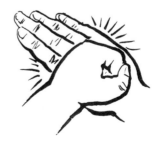

北一捶，（左手捶右手背）圖 1-1-18。

（二）手指睡覺

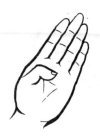
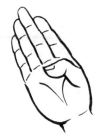
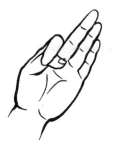
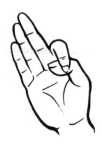

老大睡了，（兩手心向上，拇　　　老二睡了，（食指彎曲）
指彎曲）圖 1-2-1。　　　　　　　圖 1-2-2。

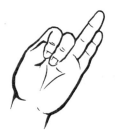
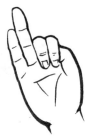
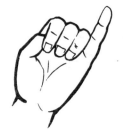
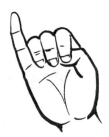

大個子睡了，（中指彎曲）　　　你睡了，（無名指彎曲）
圖 1-2-3。　　　　　　　　　　圖 1-2-4。

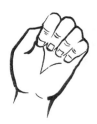
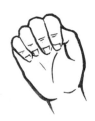
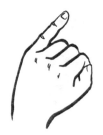
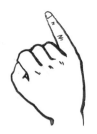

我睡了，大家都睡了。（小指彎曲，　小不點醒了，（小指伸直）
同時兩手心轉向下方）圖 1-2-5。　　圖 1-2-6。

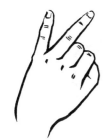

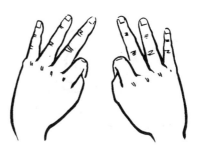

老四醒了，（無名指伸直）
圖 1-2-7。

大個子醒了，（中指伸直）
圖 1-2-8。

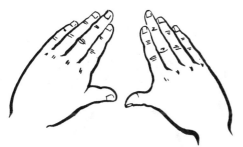

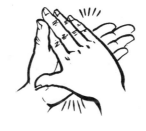

你醒了，我醒了，（食指、
拇指先後伸直）圖 1-2-9。

家都醒了，（兩手相互拍）
圖 1-2-10。

（三）手指寶寶

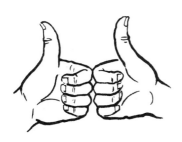

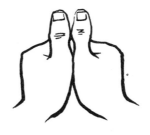

兩個大拇指，（兩手成拳相
對，拇指伸直）圖 1-3-1。

比比一樣高，（兩拳相合，
拇指併在一起）圖 1-3-2。

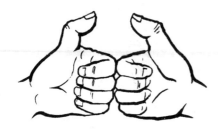

相互點點頭，（兩手拇指向前
彎曲）圖 1-3-3。

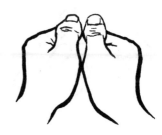

接著彎彎腰。（兩手拇指向前
彎）圖 1-3-4。

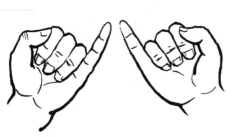

兩個小拇指，（兩拳打開，兩
手小指伸直）圖 1-3-5。

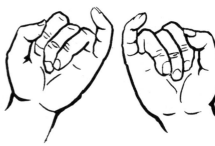

一樣都靈巧，（兩手小指彎
曲運動）圖 1-3-6。

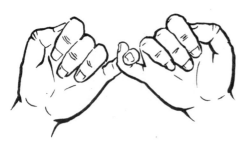

相互拉拉勾，（兩手小指反覆
互勾）圖 1-3-7。

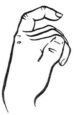

點頭問問好。（兩拳成豎起兩手
小指相互彎曲運動）圖 1-3-8。

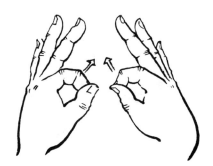
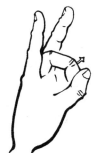
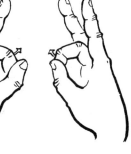

食指，（彈食指）圖 1-3-9。　　　中指，（彈中指）圖 1-3-10。

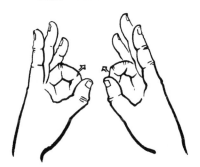
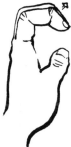

無名指，（彈無名指）　　　　　樣樣事情離不了。（兩手食指、中
圖 1-3-11。　　　　　　　　　指和無名指彎曲運動）圖 1-3-12。

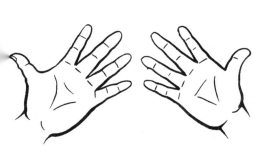
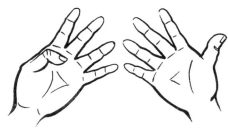

攤開雙手數數數，（兩手心向　　　一，（左手拇指彎曲）
上，十指伸展）圖 1-3-13。　　　圖 1-3-14。

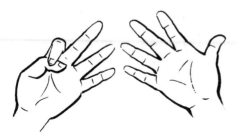
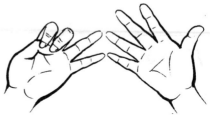

二，（左手食指彎曲）
圖 1-3-15。

三，（左手中指彎曲）
圖 1-3-16。

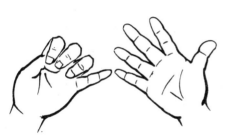
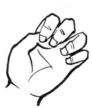

四，（左手無名指彎曲）
圖 1-3-17。

五，（左手小指彎曲）
圖 1-3-18。

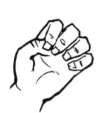
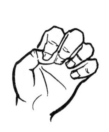

六，（右手拇指彎曲）
圖 1-3-19。

七，（右手食指彎曲）
圖 1-3-20。

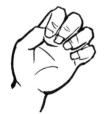

八，（右手中指彎曲）
圖 1-3-21。

九，（右手無名指彎曲）
圖 1-3-22。

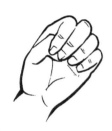

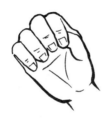

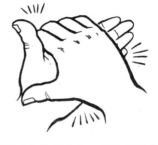

十，（右手小指彎曲）
圖 1-3-23。

都是我的好寶寶。（兩手互拍）
圖 1-3-24。

（四）手指做飯

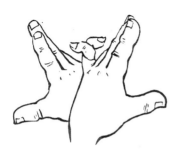

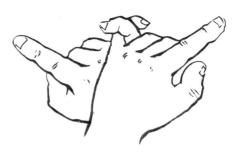

切切菜，（兩手小指相勾，無名指
和中指併起，向下切）圖 1-4-1。

擀擀麵，（無名指、中指彎曲，
食指向兩邊運動）圖 1-4-2。

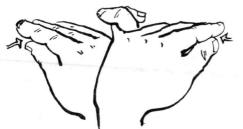 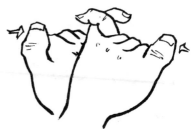

包包餃子（三指並起，上下運
動和拇指相碰）圖 1-4-3。

搗搗蒜，（兩手小指相勾運動
拇指）圖 1-4-4。

（五）手指搗米

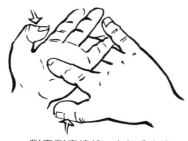 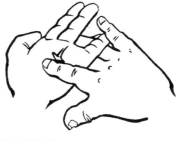

對舂對舂搗搗，（左手心向
上，兩手拇指運動如搗米
狀）圖 1-5-1。

掃帚掃帚掃掃，（手形同上，右手
食指在左手中運動，如掃地狀）
圖 1-5-2。

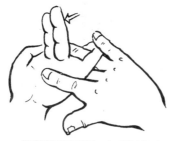 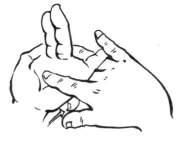

簸箕簸箕扇扇，（手形同上，
左手食指、中指向上運動如扇
風狀）圖 1-5-3。

小雞小雞鴿鴿，（手形同上，
右手中指與拇指相碰，如鴿米
狀）圖 1-5-4。

（六）手指上課

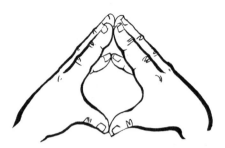

手指上課，（兩手五指相頂）
圖 1-6-1。

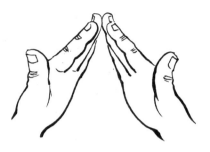

大門開了，（兩手拇指分開）
圖 1-6-2。

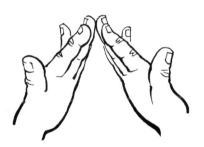

小門開了，（兩手小指分開）
圖 1-6-3。

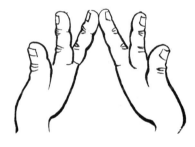

二門開了，（兩手食指分開）
圖 1-6-4。

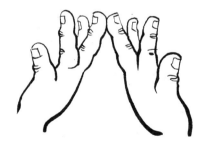

後門開了，（兩手無名指分開）
圖 1-6-5。

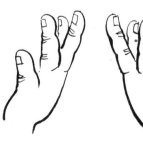

中門也開了，（兩手中指分開）
圖 1-6-6。

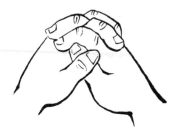

小朋友都進來了，（兩手十指交插抱拳）圖 1-6-7。

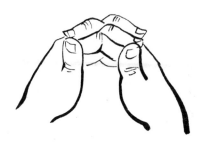

教室門開了，（兩手拇指分開）圖 1-6-8。

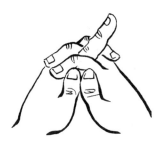

老師走進來了，（左手食指豎起）圖 1-6-9。

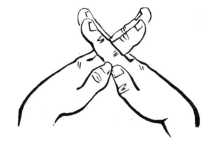

全體起立，（交插的十指全部伸展）圖 1-6-10。

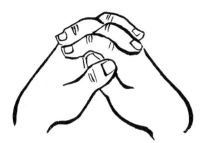

坐下！（兩手交插抱拳）圖 1-6-11。

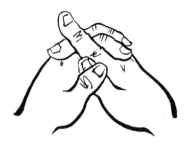

報數一、（手形同上，右手食指伸出，然後立即放下）圖 1-6-12。

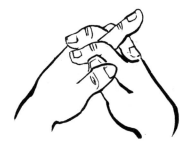

二、（左手食指伸出，以下
動作同上）圖 1-6-13。

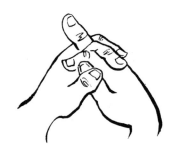

三、（右手中指伸出，以下動
作同上）圖 1-6-14。

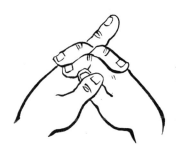

四、（左手中指伸出，以下
動作同上）圖 1-6-15。

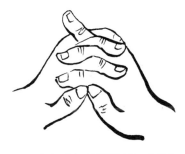

五、（右手無名指伸出，以下
動作同上）圖 1-6-16。

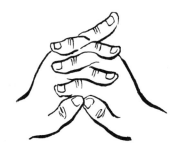

六、（左手無名指伸出，以
下動作同上）圖 1-6-17。

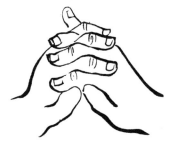

七、（右手小指伸出，以下動
作同上）圖 1-6-18。

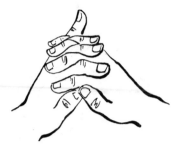

八、（左手小指伸出，以下動作同上）圖 1-6-19。

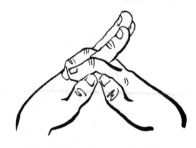

大家做早操一二一，（先伸展左手手指，然後換右手。按口令右左手輪番伸展）圖 1-6-20。

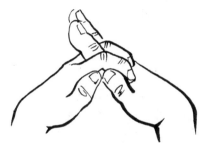

一二一，（先伸展右手手指，按口令右、左手輪番伸展）圖 1-6-21。

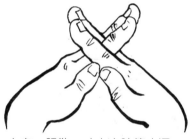

立定！解散！（立定時停止運動，雙手成交插狀，解散時兩手放開！）圖 1-6-22。

（七）手指上操

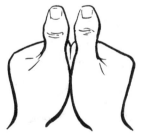

全體集合！大拇指出列！（兩拳相靠，大拇指豎起）圖 1-7-1。

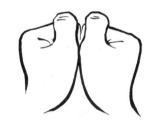

齊步走！一二一，一二一！立定入列！（大拇指隨口令向前彎曲，入列口令時拇指收回）1-7-2。

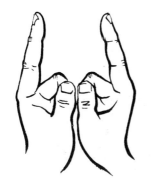

食指出列，齊步走！（兩手
食指伸出）圖 1-7-3。

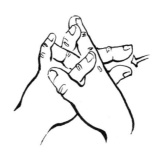

一二一，一二一！立定，入列
！（食指隨口令彎曲，入列口
令時食指收回）圖 1-7-4。

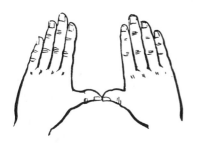

全體出列！齊步走！一二一，
一二一！（兩手大拇指相頂，
其他四指隨口令彎曲）
圖 1-7-5。

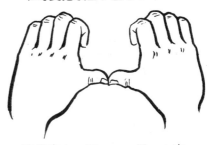

跑步走！一二一，一二一！立
定！解散！（手指加速作彎曲
運動，立定時停止運動，解散
口令時，兩手分開）圖 1-7-6。

（八）手指眼鏡

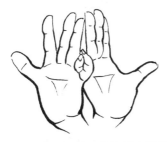

一勾金，（兩手背相對小指相
勾）圖 1-8-1。

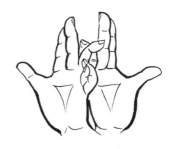

二勾銀，（無名指相勾）
圖 1-8-2。

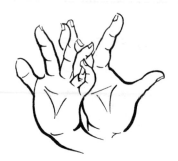 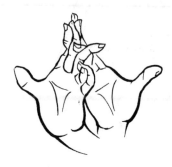

三勾銅，（中指相勾）
圖 1-8-3。

四勾鐵。（食指相勾）
圖 1-8-4。

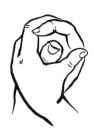 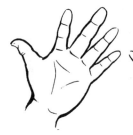

一勾勾出來個老先生，（兩手
由裡向外翻，中間抱著一個
大拇指）圖 1-8-5。

老先生又不見了，（兩手撒開）
圖 1-8-6。

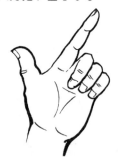 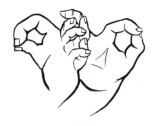

到哪兒去啦？商店裡面購
眼鏡，（用食指指向前方）
圖 1-8-7。

老先生選了一副好眼鏡。（兩手相
互勾起，拇指與食指成圓圈作成
眼鏡狀，放置眼前）圖 1-8-8。

（九）手指推車

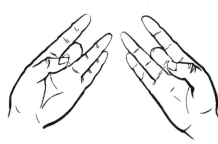

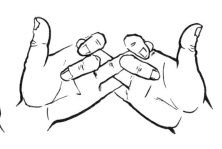

小車小，（兩手中指與大拇指相接）圖 1-9-1。

小車巧，（兩手無名指交叉，雙手食指各自勾住無名指）圖 1-9-2。

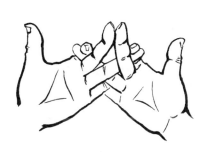

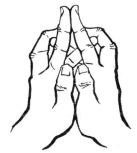

看誰的小車巧（中指向前伸展）圖 1-9-3。

看誰的車兒做得好，（拇指靠攏成小車形）圖 1-9-4。

（十）手指打鼓

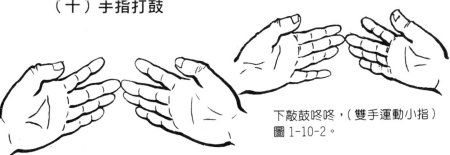

下敲鼓咚咚，（雙手運動小指）圖 1-10-2。

上敲咚咚鼓，（雙手運動食指）圖 1-10-1。

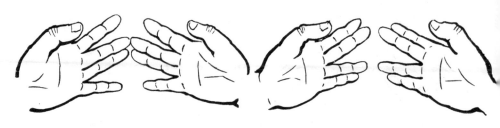

上下一齊敲，（食指小指同時
運動）圖 1-10-3。

中間開了縫。（食指、中指向
上運動，無名指、小指向下運
動）圖 1-10-4。

（十一）你敲鼓我敲鑼

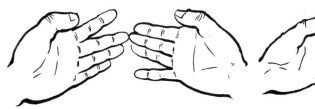
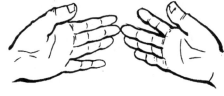

你敲鼓我敲鑼，（左手上下運
動食指，右手上下運動小指）
圖 1-11-1。

我敲鼓你敲鑼，（左手動小指，
右手動食指）圖 1-11-2。

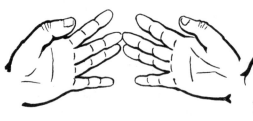
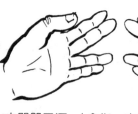

大家一齊敲，（食指小指一起
運動）圖 1-11-3。

中間開了河。（食指、中指向上
運動，無名指、小指向下運動）
圖 1-11-4。

（十二）手指狐狸

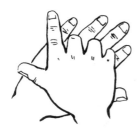

右手壓在左手背上，
圖 1-12-1。

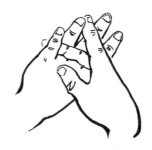

右手用食指撥住左手無名指
圖 1-12-2。

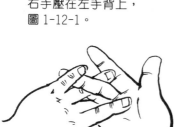

右手心向上翻，左手食指放在
右手心上，圖 1-12-3。

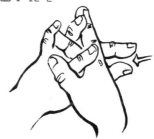

兩手造型好似狐狸張開的嘴，
圖 1-12-4。（四組動作表現的
是狡猾的狐狸偷雞吃）

（十三）手指小鳥

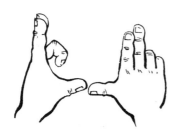

兩手分開，圖 1-13-1。

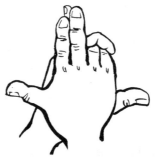

左手握住右手的無名指和小指
，兩手運動拇指，如小鳥翅膀
飛動，圖 1-13-2。

（十四）手指玩耍

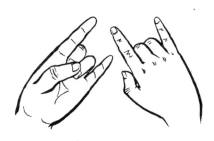

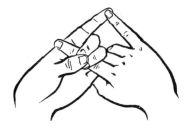

天上三隻鳥在飛，（運動左
手拇指，中指，無名指）
圖 1-14-1。

地下三匹馬在跑，（運動右
手拇指，中指，無名指）
圖 1-14-2。

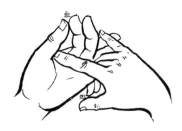

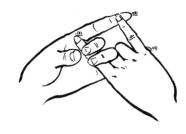

上面樹洞裡睡了個小狗熊，
（運動右手食指）
圖 1-14-3。

下面樹洞裡睡了個小松鼠。（
動左手小指）兩隻小兔在一
旁玩耍（動左手食指和右手
拇指）圖 1-14-4。

（十五）手指鑼鼓(1)

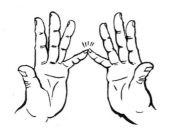

咚，（小指相敲）圖 1-15-1。

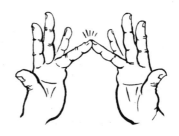

咚，（無名指相敲）圖 1-15-2。

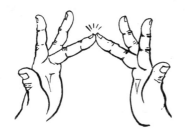

咚，（中指相敲）圖 1-15-3。

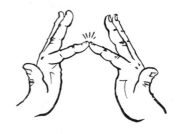

咚，（食指相敲）圖 1-15-4。

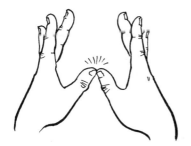

鏘！（拇指相敲）圖 1-15-5。

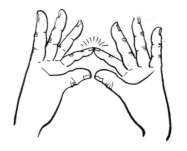

咚鏘！咚鏘！咚咚咚咚鏘！
（重複口令）！（五指隨
口令輪番互敲）圖 1-15-6。

（十六）手指鑼鼓(2)

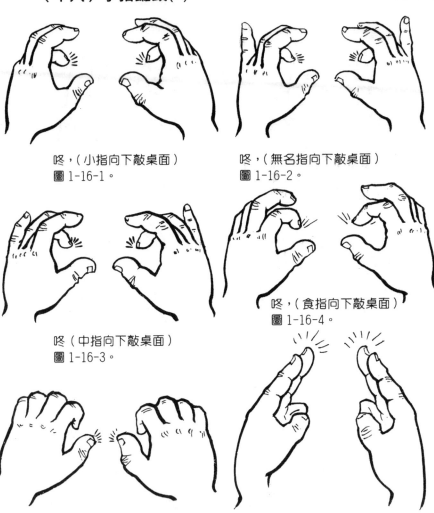

咚，（小指向下敲桌面）
圖 1-16-1。

咚，（無名指向下敲桌面）
圖 1-16-2。

咚（中指向下敲桌面）
圖 1-16-3。

咚，（食指向下敲桌面）
圖 1-16-4。

鏘，（拇指向下敲桌面）
圖 1-16-5。

食指、中指併攏，在桌邊上敲
打，同時向下敲；輪番向下敲
；兩邊同時敲一次，一邊再敲
一次；再左右調換，圖 1-16-6。

（十七）手指親親

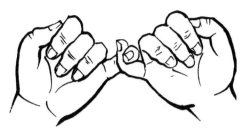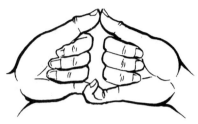

小指勾勾，（小指互勾）
圖 1-17-1。

拇指頂頂，（拇指相頂）
圖 1-17-2。

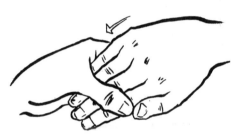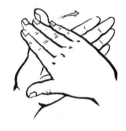

轉個圈兒，（小指分開，
手心相對，右手向前伸）
圖 1-17-3。

轉個圈兒，（拇指也分開，
手指向前轉動）圖 1-17-4。

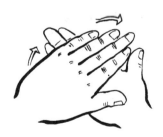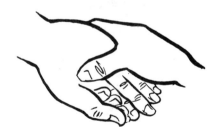

握手親親，（兩手繼續旋
轉，順勢上下互換位置）
圖 1-17-5。

握手親親，（再繼續轉動，
使兩手指尖向內互相緊握）
圖 1-17-6。

（十八）手指搓搓

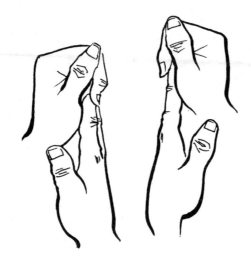

搓揉雙手，幫助思考，快速運動揉搓，圖 1-18。

（十九）手指海螺

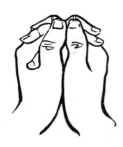 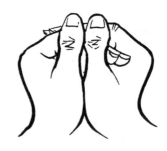

雙手交叉相互緊抱不要漏氣，用嘴吹氣，即發出吹海螺聲，圖 1-19-1。

右手在外緊抱左手，用嘴吹氣，也可發出吹海螺聲，圖 1-19-2。

（二十）搓搓捶捶

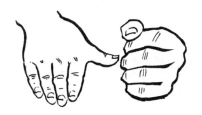 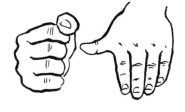

右手平伸前後搓，左手抱拳
上下捶，（可在腿或桌上進
行）圖 1-20-1。

手握拳上下捶，左手平伸前後
搓，兩隻手分別運動可訓練快
速反應，圖 1-20-2。

（二十一）扭扭轉轉

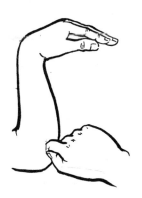 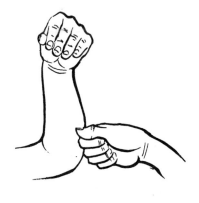

左手臂伸展，右手在下面
扭動，圖 1-21-1。

左手隨著右手扭動而向裡
轉動，圖 1-21-2。

（二十二）眼睛、耳朵一起動

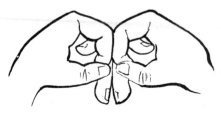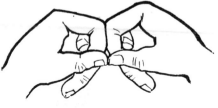

兩手中指彎曲，無名指相互交叉，食指互勾對手的無名指形成眼睛狀。圖 1-22-1。

用力使眼睛動，耳朵也隨著動；（中指如豎起的耳朵）讓耳朵動、眼睛也隨著動。圖 1-22-2。

（二十三）手指彈琴

這組動作是訓練手指靈活性。隨著音樂（ | 12 3 | 32 1 | 12 34 | 56 7 | 76 54 | 32 1 ‖ ）的節拍，動作先從小指開始，音樂結束時，動作最後落在小指上。

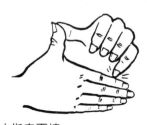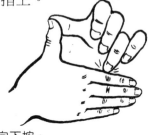

小指向下按，圖 1-23-1。

無名指向下按，圖 1-23-2。

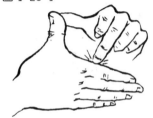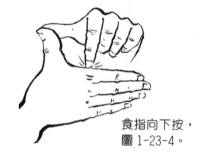

中指向下按，圖 1-23-3。

食指向下按，圖 1-23-4。

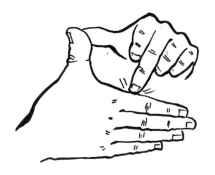

中指下按，圖 1-23-5。

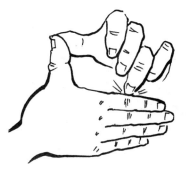

無名指下按，圖 1-23-6。

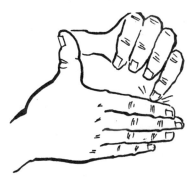

小指向下按，圖 1-23-7。

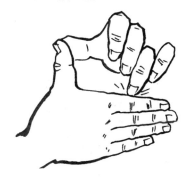

無名指下按，圖 1-23-8。

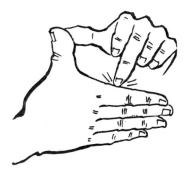

中指向下按，圖 1-23-9。

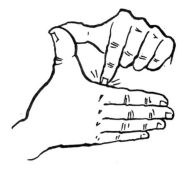

食指向下按，圖 1-23-10。

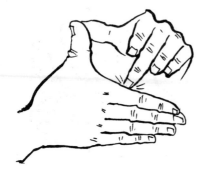 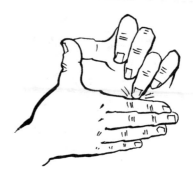

中指向下按，圖 1-23-11。　　無名指向下按，圖 1-23-12。

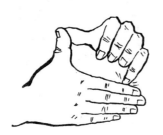 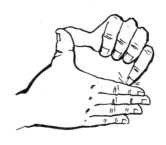

小指向下按，圖 1-23-13。　　再按一次小指，圖 1-23-14。

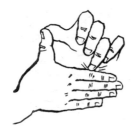 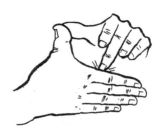

無名指向下按，圖 1-23-15。　　中指向下按，圖 1-23-16。

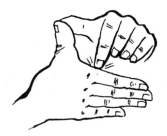

食指向下按，圖 1-23-17。

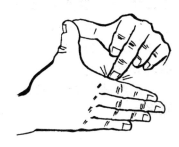

中指向下按，圖 1-23-18。

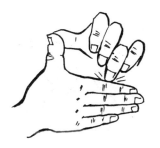

無名指向下按，圖 1-23-19。

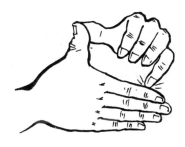

小指向下按，圖 1-23-20。

（二十四）手指叮噹

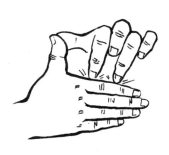

叮！（食指、無名指直接向下按）圖 1-24-1。

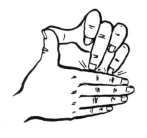

噹！（中指、小指直接向下按。繼續下按的節奏是叮叮噹！叮叮噹！叮噹叮噹叮噹！）圖 1-24-2。

（二十五）看誰本領大

這是一種兩人智鬥遊戲，類似民間剪刀、石頭、布。小朋友遊戲時，一面運動雙手做各種動作，一面喊「看誰本領大？」

遊戲規則是：老虎吃貓。貓吃老鼠。老鼠吃象。象吃老虎。

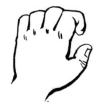 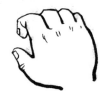

老虎的爪子，（五指微屈）
圖 1-25-1。

貓的眼睛，（食指、拇指相接成圈）圖 1-25-2。

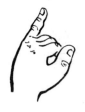 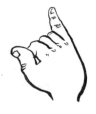

老鼠的尾巴，（小指伸直）
圖 1-25-3。

大象的鼻子，（中指彎曲）
圖 1-25-4。

二、羅氏手指操

　　羅氏手指操，始於指梢，運於經絡。形之於手，發之於腕。上通大腦，下達周邊，牽動心肝脾肺，促進氣血暢通。羅氏手指操分一、二、三套，每套 12 節。

第一套　十指運動

（一）握拳運動

　　訓練手指的基本功能，要求四指向手心用力，拇指緊抱。四指伸出時，盡量伸展，有利於發達手部的肌肉群，使其富有彈性。

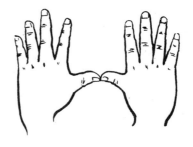

五指在胸前，彎曲成拳，
圖 2-1-1。

手心向外，五指用力伸，
圖 2-1-2。

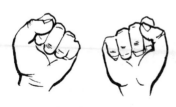 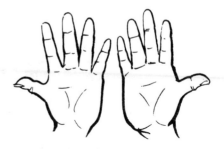

手心轉向內，再彎曲成拳，
圖 2-1-3。

五指再伸展，如此循環反
覆，圖 2-1-4。

（二）握爪運動

這是個不常有的運動方式。四指靠攏，指頭集中，
向前彎與拇指相碰。要求相互捏緊再分開伸展，刺激微
血管，促進血液循環。

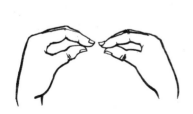 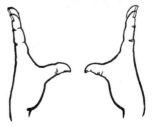

五指集中成爪狀，指尖相對，
圖 2-2-1。

五指伸展，手心相對，
圖 2-2-2。

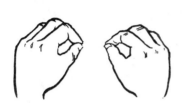 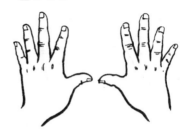

五指再集中，指尖向前，
圖 2-2-3。

五指再伸展，手心向前，
圖 2-2-4。

（三）分指運動

訓練手指向左右運動，裡外轉動。要求五指開展到最大限度，以達到舒經活血和促進手指生長的作用。

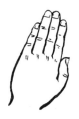 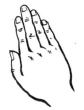

五指併攏，手心向外，圖 2-3-1。

五指分開，圖 2-3-2。

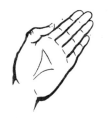 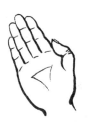 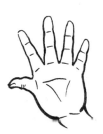 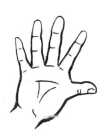

手心轉向內，五指併攏，圖 2-3-3。

五指再分開，圖 2-3-4。

（四）數指運動

日常生活中，手指不經常單獨運動。隨著科技進步，手指單獨而又靈巧地完成任務的可能性越來越多。強化手指運動是不可少的，有促進注意力集中，幫助思考的功效。

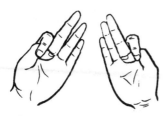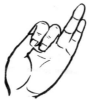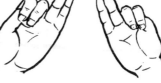

手心向上，食指彎曲，
圖 2-4-1。

中指彎曲，圖 2-4-2。

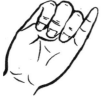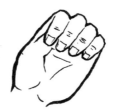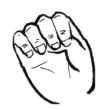

無名指彎曲，圖 2-4-3。

小指彎曲，圖 2-4-4。從小
指開始再逐個展開。

（五）彎指運動

讓每一個手指的關節得到更加充分地運動，用拇指
增加壓力，有助於發達大腦和增強記憶。

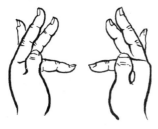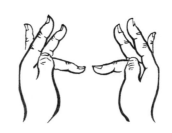

手心相對，拇指用力按食
指，圖 2-5-1。

拇指按中指，圖 2-5-2。

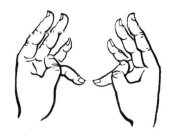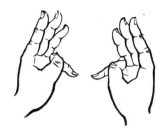

拇指按無名指，圖 2-5-3。　　　拇指按小指，圖 2-5-4。

（六）彈指運動

加強韌帶的鍛鍊，使其有更強的彈力，要求彈出聲響來為好，彈力是越練越強，小肌肉群隨之得到較強地運動，以強健雙手，迎接高科技到來。此項運動有助於振奮精神、清醒大腦、提升學習成績。

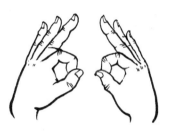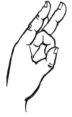

拇指按食指，食指再用力彈出去，圖 2-6-1。　　拇指按中指，中指再用力彈出去，圖 2-6-2。

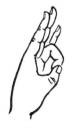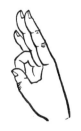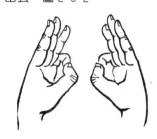

拇指按無名指，無名指再用力彈出去，圖 2-6-3。　　拇指按小指，小指再用力彈出去，圖 2-6-4。

（七）屈指運動

手指第二節，由於運動不多，已經日漸退化，不聽指揮，尤其是無名指、小指。時代賦予手指運動的任務，日益繁重而複雜，所以必須加強運動，以產生輕鬆愉快的心情。

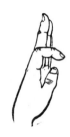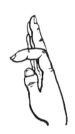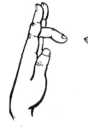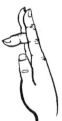

食指第二節彎曲後立即恢復，圖 2-7-1。　　中指彎曲，圖 2-7-2。

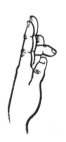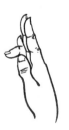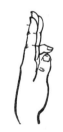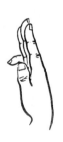

無名指彎曲，圖 2-7-3。　　小指彎曲，圖 2-7-4。

（八）碰指運動

四指逐個順序伸直下壓，指頭與拇指相碰。要求手指繃直，鍛鍊手指筋，讓大腦潛能得到發揮，促進思維反應敏捷。

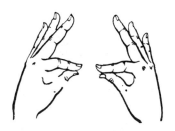

食指第三節彎曲和拇指相碰，
圖 2-8-1。

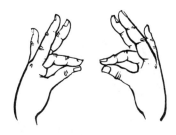

彎曲中，和拇指相碰，
圖 2-8-2。

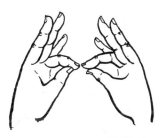

彎曲無名指，和拇指相碰，
圖 2-8-3。

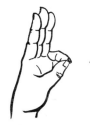

彎曲小指，和拇指相碰，
圖 2-8-4。

（九）勾指運動

手指互勾運動可以達到暢通氣血的功效。

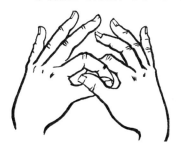

兩手拇指食指相互成圈，再兩
圈相套，圖 2-9-1。

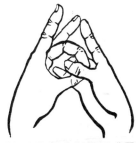

兩手拇指與中指相互成圈，
再兩圈相套，圖 2-9-2。

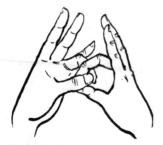 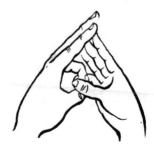

兩手拇指與無名指相互成圈，再兩圈相套，圖2-9-3。

拇指與小指相互成圈，再兩圈相套，圖2-9-4。每次變一次位置。

（十）扇指運動

拇指相頂，扇動四指，如小鳥扇動翅膀一樣，使科學性與娛樂性相結合，這是兒童普遍喜愛的，有助於消除疲勞、振奮精神、拓寬思路。

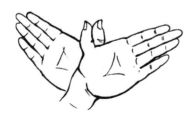 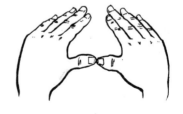

拇指相交，手心向內，扇動兩次，圖2-10-1。

拇指相頂，手心向外，扇動兩次，圖2-10-2。

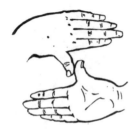 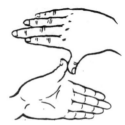

左手心向外，右手心向內，扇動兩次，圖2-10-3。

兩手位置相反扇動兩次，圖2-10-4。

（十一）頂指運動

十指頂部的穴位叫「十宣」，與心肝脾胃均有聯繫。相互頂碰、揉搓，對內臟有一定的調節功能，能增強食慾、促進健康。

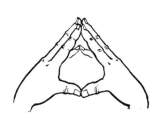

五指相頂，圖 2-11-1。

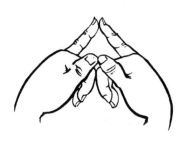

拇指、小指不動，其餘三指彎曲，圖 2-11-2。

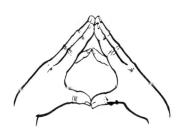

五指再頂一次，圖 2-11-3。

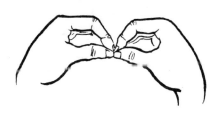

五指集中，指尖相對，圖 2-11-4。

（十二）立指運動

兩手的中指，反覆相互頂撞對手的手心。中指的「中衝」穴，手心的「勞宮」穴連結的經絡，直達心臟。碰中指外第二節「中魁」穴位能增進食慾，對心血管疾病特別是心臟衰弱，有一定療效。

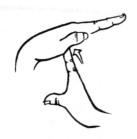
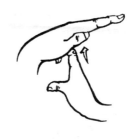

左手橫胸前，掌心向下，右手
垂直上頂一次，圖 2-12-1。

右手第二節彎曲再頂一次，
圖 2-12-2。

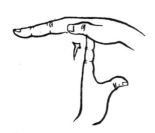
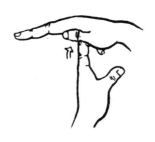

右手橫胸前，左手上頂一次，
圖 2-12-3。

左手第二節彎曲再頂一次，
圖 2-12-4。

第二套　掌花運動

（十三）滾拳運動

　　準備運動，要求十指相互緊咬，上下前後左右滾動
，使所有關節、韌帶、肌肉都得到充分運動，積極運動
能力集中，促使腦細胞的發育。

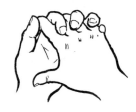

兩手抱拳，右手在上、四面
八方滾動成球形，圖 2-13-1。

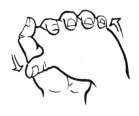

右手向前推，圖 2-13-2。

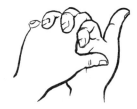

將左手推到上面，圖 2-13-3。

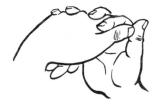

手向前推，如此循環反覆，
圖 2-13-4。

（十四）握指運動

從各個方面去握對手的拇指，要求同時也壓迫大魚
際的部位，這一部位和呼吸道、肺部相連，可幫助消化
器官的蠕動，增強食慾、預防感冒，具有振奮精神的作
用。

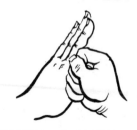

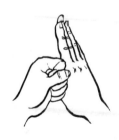

左手前伸，右手握住左手拇指，
圖 2-14-1。

左手握住右手拇指，
圖 2-14-2。

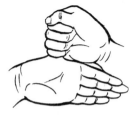

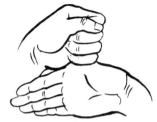

左手心轉向內，右手握左手拇
指，圖 2-14-3。

互換位置再握一次，圖 2-14-4。

（十五）互握運動

　　用多種方式兩手互握，要求有意識地在小魚際部位
上用力，刺激的穴位與心經有關，可促進血液循環，調
整激素平衡，使體力倍增。

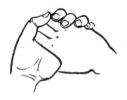

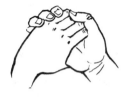

手指向前，右手在上互握一次
，圖 2-15-1。

左手在上互握一次，圖 2-15-2。

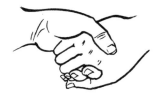

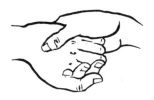

兩手指由向外轉向內右手上，
轉下再握一次，圖 2-15-3。

互換位置再握一次，圖 2-15-4。

（十六）反掌運動

手背是不常碰到的地方，也是神經最為密集、血管最暴露的地方，兩手相互拍打手心手背，防止精神煩惱，對腦神經有振奮作用。

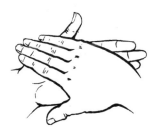

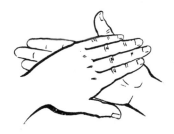

左手心向上，右手心向下，互
拍一次，圖 2-16-1。

互換位置再一次，圖 2-16-2。

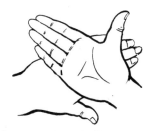

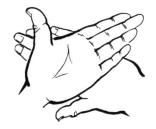

左手背向上，右手背向下，互
拍一次，圖 2-16-3。

互換位置再拍一次，圖 2-16-4。

（十七）捶掌運動

　　兩手互捶手心手背，訓練反應靈敏。其力度要求超過反掌，有加速血液循環、增強心臟功能、促進新陳代謝的作用。

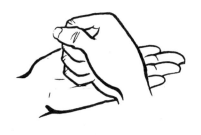

左手橫胸前手心向上右手握拳，向下捶一次，圖 2-17-1。

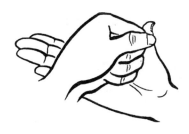

兩手交換位置再捶一次，圖 2-17-2。

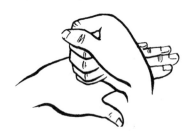

左手背向上，右拳下捶一次，圖 2-17-3。

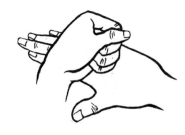

互換位置再捶一次，圖 2-17-4。

（十八）交指運動

可以迫使每一個手指向各個不同方向彎曲、扭轉，尤其向相反的方向運動，以達到其他任何運動難以達到的效果。當大腦遲鈍、注意力不集中時，效果更佳。

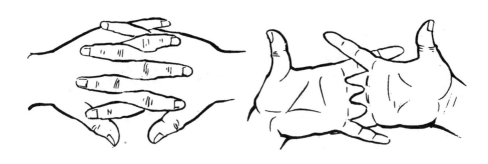

十指胸前相交，手心向下用力按一次，圖 2-18-1。

手心向上用力一次，圖 2-18-2。

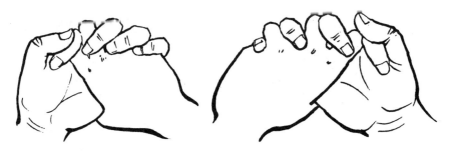

左手心向下右手心向上互換一次，圖 2-18-3。

互換位置再握一次，圖 2-18-4。

（十九）反交運動

　　兩手帶動兩臂，大幅度超常運動，並互拉、互壓，使平時不大受力的關節、部位，也得到鍛鍊，在集中注意力、促進記憶方面有作用。

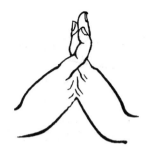

手背相對，手指相交，手臂前伸，圖 2-19-1。

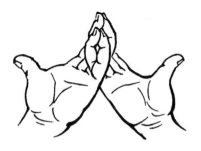

手臂彎曲，手心向上翻，伸直手臂，圖 2-19-2。

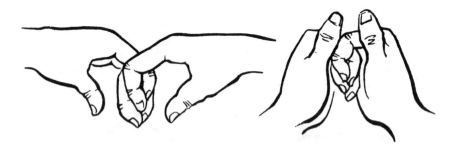

手臂彎曲再平舉，兩手用力左右拉，手心向下，圖 2-19-3。

兩手心相對，兩臂再向下壓一次，圖 2-19-4。

（一十）扣指運動

揉搓手掌手心，使其發熱最好，再相互勾指向兩邊用力拉。有助暢通全身氣血，增強體能，提高工作和學習效率。

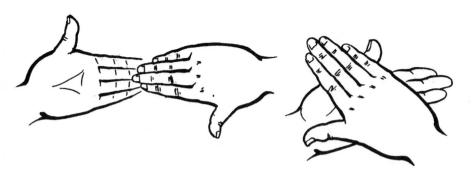

右手心向下，左手心向上兩指尖相碰，圖 2-20-1。

兩手各向前搓，圖 2-20-2。

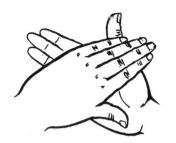

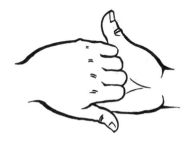

搓到手心各轉動一圈，自然互換上下位置，圖 2-20-3。

各彎手指相互扣緊，圖 2-20-4。

（二十一）指掌運動

相互有節奏地拍擊手心手背，進行較強的刺激。

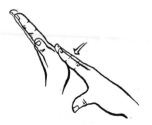

右手拍左手心一次，
圖 2-21-1。

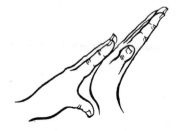

左手拍右手心一次，
圖 2-21-2。

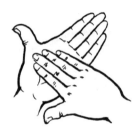

左手心向上右手心向下拍一
次，圖 2-21-3。

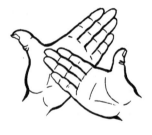

左手心向上右手背向下拍一次
，圖 2-21-4。

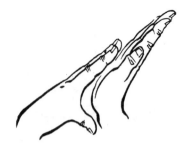

左手拍右手心一次，
圖 2-21-5。

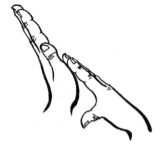

右手再拍左手心一次，
圖 2-21-6。

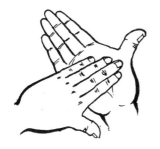 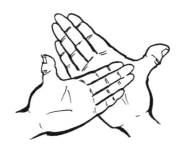

右手心向上左手向下拍一次，
圖 2-21-7。

左手用手背拍右手心一次，
圖 2-21-8。

（二十二）互拍運動

重點拍擊四指的內外側，這裡通向胃、肝、脾、大腸，刺激得當，對內臟具有調節作用，有強身祛病，振奮精神的功能。

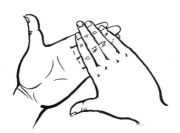 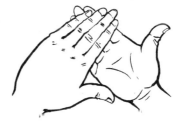

右手指拍左手指一次，
圖 2-22-1。

調換位置再拍一次，
圖 2-22-2。

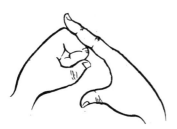 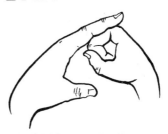

左手握拳，右手拍一次，
圖 2-22-3。

調換位置再拍一次，
圖 2-22-4。

（二十三）捲指運動

手指靈活地彎曲伸展，相互輕碰，按摩指尖和掌根的穴位，可消除緊張的情緒。

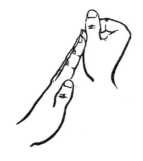

左手伸展，右手向上捲曲，
圖 2-23-1。

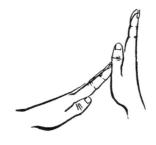

右手四指伸展，圖 2-23-2。

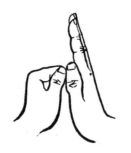

左手四指捲曲，右手伸展，
圖 2-23-3。

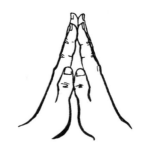

左手四指伸展，兩手合併，
圖 2-23-4。

（二十四）掌花運動

本節為調整運動。以手腕為軸心，向裡向外翻動兩隻手，手指靈活轉動，有利於舒經展絡，活血通氣，可獲得輕鬆愉快寬曠怡然的心境。

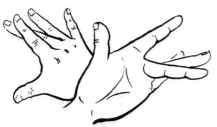

兩手胸前交叉手背相對，圖 2-24-1。

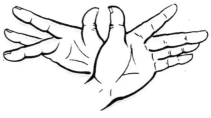

右手心由外向內轉，繼續向內翻，圖 2-24-2。

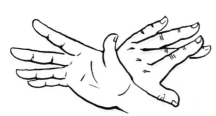

左手從下面翻出去，手心由內轉向外，圖 2-24-3。

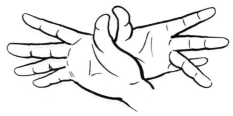

左手心再轉向內，繼續向內翻，這樣連續向內外翻動，圖 2-24-4。

第三套　腕花運動

（二十五）輪指運動

本節為準備運動，活動每一手指，舒展每一根神經，有明目清心、精神倍增之效。

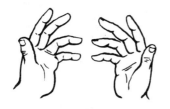

兩手心由向外轉向內，從小指開始一個個向回收，圖 2-25-1。

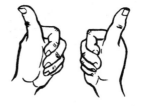

一直到全部收回握成拳，圖 2-25-2。

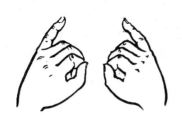

手心轉向外，從小指開始一個個向外放，圖 2-25-3。

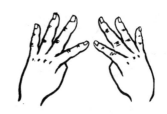

一直到全部伸展，手心向外，圖 2-25-4。

（二十六）搓掌運動

兩手相互搓擦、按摩，再相互壓迫對方的指尖，是自我按摩的最佳方式之一，有促進皮下肌肉蠕動的功效。

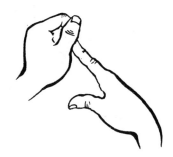

手心相對，右手向下搓，左手彎曲握住右手指頭，圖 2-26-1。

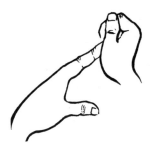

左手向下搓，右手握住左手指頭，圖 2-26-2。

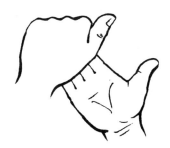

左手向前搓，握住右手指頭，圖 2-26-3。

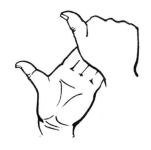

右手向前搓，握左手指頭，圖 2-26-4。

（二十七）拳掌運動

兩手交替彎曲伸展，培養協調運動能力。要求中指頂撞手部穴位，有利於耳聰目明，頭腦清醒。

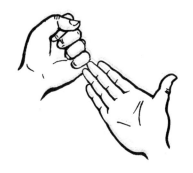

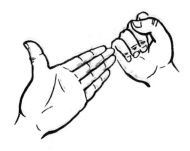

左手握拳，右手伸展對準左手拳眼，圖 2-27-1。

兩手交換位置，圖 2-27-2。

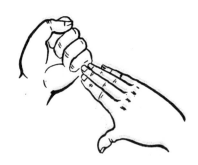

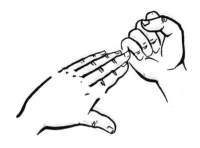

右手心轉向下，對左拳眼，圖 2-27-3。

兩手交換位置再做一次，圖 2-27-4。

（二十八）切掌運動

兩手運動的差異較大，不易掌握，必須思想高度集中方可動作自如。刺激的諸多穴位對虛弱、盜汗、肩酸、臂痛有療效，對鍛鍊大腦神志寧靜、強健體魄也有作用。

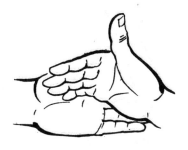

右手彎曲向下切在伸展的
左掌上，圖 2-28-1。

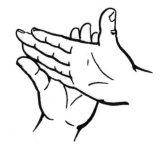

右手伸展再切一次，左手四
指向上彎曲，圖 2-28-2。

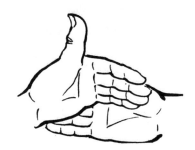

左手彎曲，切在右手上，
圖 2-28-3。

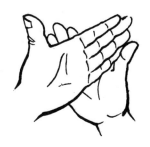

左手伸展再切一次，右手四
指向上彎曲，圖 2-28-4。

（二十九）拍拳運動

兩手反覆用中指頂腸胃點，用拳猛擊手心，對腹瀉
、胃虛弱、食慾不振有療效。

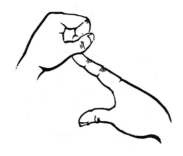

右手伸展頂在左手的掌心，
圖 2-29-1。

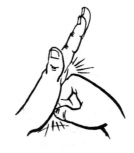

左手伸展拍在右拳上，
圖 2-29-2。

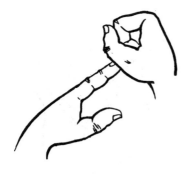

左手伸展頂右拳心，
圖 2-29-3。

右手伸展拍左拳，圖 2-29-4。

（三十）跳指運動

重在手腕裡外翻轉運動。十指相互碰觸轉動，刺激每一個手指的尖部最為敏感的部位，對腦下垂體發生作用，進而加強腦細胞的活力，以提高思維能力。

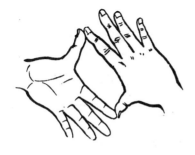

右手食指和左手拇指相碰，
圖 2-30-1。

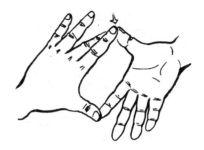

左手食指和右手拇指相碰，
圖 2-30-2。

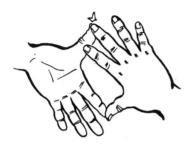

右手中指和左手拇指相碰，
圖 2-30-3。

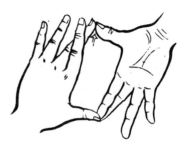

左手中指和右手拇指相碰，
圖 2-30-4。

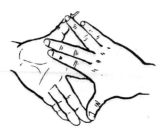

右手無名指和左手拇指相碰，
圖 2-30-5。

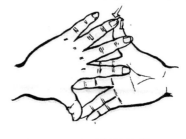

左手無名指和右手拇指相碰，
圖 2-30-6。

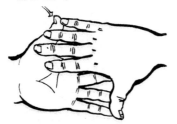

右手小指和左手拇指相碰，
圖 2-30-7。

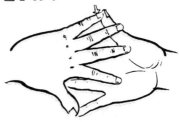

左手小指和右手拇指相碰，
圖 2-30-8。

（三十一）繞指運動

　　訓練每一個手指靈活自如隨心所欲地運動，有助提高操作能力，為將來從事各種複雜的快速生產勞動打好基礎，以達到通過「手巧」來促進「心靈」的最終目的。

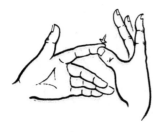

右手拇指和左手食指相碰，
圖 2-31-1。

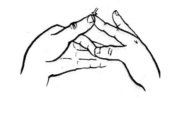

右手食指和左手拇指相碰，
圖 2-31-2。

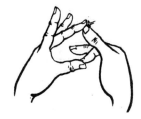

右手拇指和左手中指相碰，
圖 2-31-3。

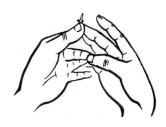

左手拇指和右手中指相碰，
圖 2-31-4。

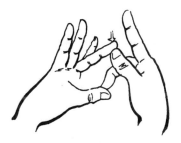

右手拇指和左手無名指相碰，
圖 2-31-5。

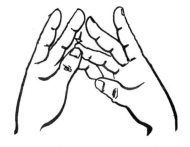

左手拇指和右手無名指相碰，
圖 2-31-6。

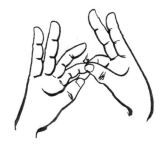

右手拇指和左手小指相碰，
圖 2-31-7。

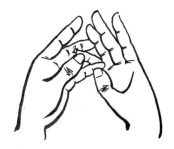

左手拇指和右手小指相碰，
圖 2-31-8。

（三十二）拱指運動

訓練手指彎曲伸展的方法之一，除隨音樂運動外，可以自由運動，以達到非常高的速度，可增強信心，奮勇拼搏，強化進取意識。

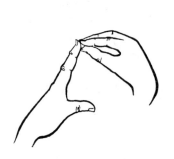

右手拇指向上移動與左手中指相碰，圖 2-32-1。

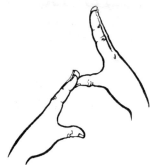

右手四指向前伸，圖 2-32-2。

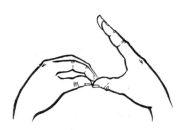

左手拇指向右手拇指靠攏，圖 2-32-3。

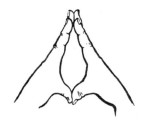

左手四指前伸與右手四指靠攏，圖 2-32-4。

（三十三）碰掌運動

手掌是經絡血管最為稠密的部位，穴位集中，肌肉也薄，從四個方面進行碰撞刺激，對氣血的循環、新陳代謝具有良好作用。

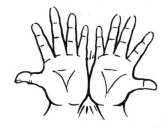

手心向上互碰一次，
圖 2-33-1。

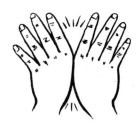

手心向下互碰一次，圖 2-33-2。

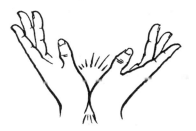

手心相對，手腕互碰一次，
圖 2-33-3。

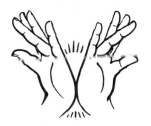

手背相對，互碰一次，。
圖 2-33-4

（三十四）中指運動

中指最長，但它運動的機會不如拇指多，可它是通向心臟主幹經絡的起點。這是一節具有趣味性的運動。用歡快心情，迎接未來。

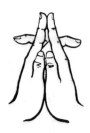

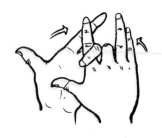

兩手心相對,中指互相交叉
(右中指在外),圖 2-34-1。

左手心向上,右手心向下,手
腕向兩邊移動,圖 2-34-2。

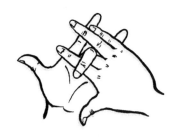

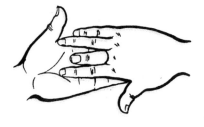

中指不動,繼續轉動,
圖 2-34-3。

兩手心相對,中指上下運動,
圖 2-34-4。

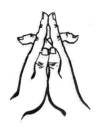

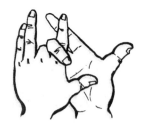

兩手心相對,中指互相交叉
(左中指在外),圖 2-34-5。

左手心向下,右手心向上,手
腕向兩邊移動,圖 2-34-6。

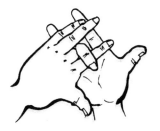

中指不動，繼續轉動，
圖 2-34-7。

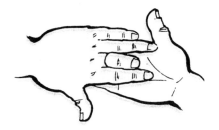

兩手心相對，中指上下運動，
圖 2-34-8。

（三十五）反拍運動

　　所接觸的部位，多是很少受到外界刺激的地方，有助於健全的思考和創造性思維活動。

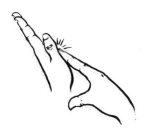

右手拍左掌一次，圖 2-35-1。

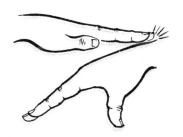

左手向下拍右手背一次，
圖 2-35-2。

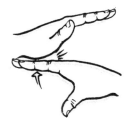

上反拍左手心一次，圖 2-35-3。

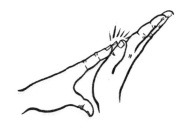

左手拍右手心一次，圖 2-35-4。

（三十六）腕花運動

兩手以腕為軸心，向左右運動，有一定難度。這是中國傳統舞蹈的一種手勢，旋轉起來如一朵怒放的花，是個優美的動作。有助於增進情趣、信心和力量。

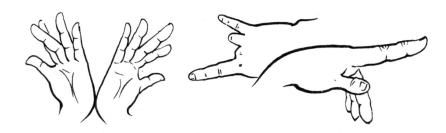

兩手前伸，手背相對，
圖 2-36-1。

右手向左，左手向右轉動，
圖 2-36-2。

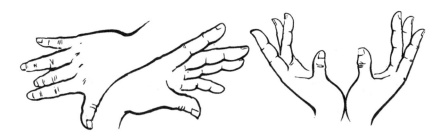

兩手心逐漸向下，圖 2-36-3。

最後轉到手心相對，可以向右
向左兩方轉動，圖 2-36-4。

三、手指訓練

每一套的要求都是越做越快，以達到訓練左右腦協調運動的目的。

（一）手指換換

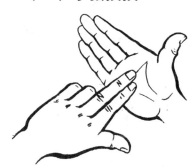

左手中指和食指打右手心，
圖 3-1-1。

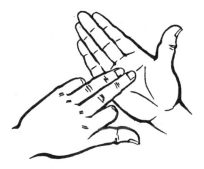

左手中指和無名指打右手心，
（快速反覆敲打）圖 3-1-2。

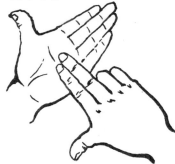

右手中指和食指打左手心，
圖 3-1-3。

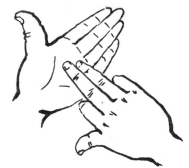

右手中指和無名指打左手心，
（快速反覆敲打）圖 3-1-4。

（二）手指插插

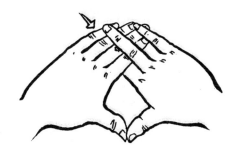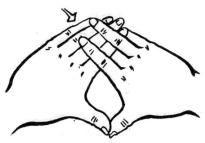

拇指相頂，手心向下，右手中指、小指抬起，左手插入，圖 3-2-1。

拇指相頂，手心向下，右手食指、無名指抬起，左手再插入，圖 3-2-2。

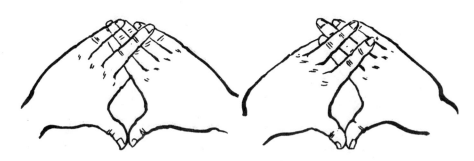

拇指相頂，手心向下，左手中指、小指抬起，右手插入，圖 3-2-3。

拇指相頂，手心向下，左手食指、無名指抬起，右手插入，圖 3-2-4。

（三）手指輪彎

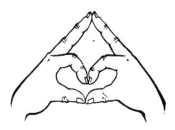

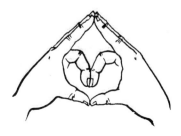

五指互頂，食指向下彎曲，
圖 3-3-1。

五指互頂，中指向下彎曲，
圖 3-3-2。

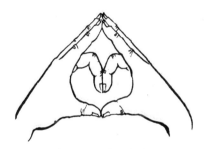

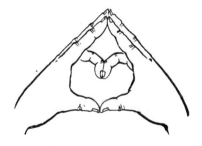

五指互頂，無名指向下彎曲，
圖 3-3-3。

五指互頂，小指向下彎曲，
（反覆快速練習）圖 3-3-4。

（四）手指頂頂

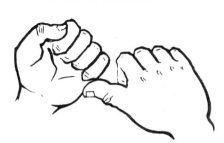

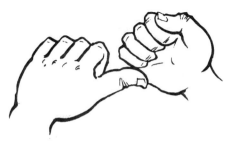

右手拇指頂左拳，圖 3-4-1。

左手拇指頂右拳，圖 3-4-2。

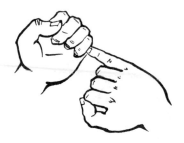 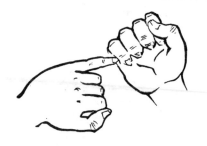

右手小指頂左拳，圖 3-4-3。　　左手小指頂右拳，（快速反覆互頂）圖 3-4-4。

（五）手指技巧

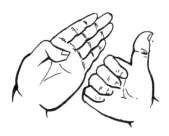 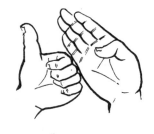

手拇指伸展，四指彎曲，左手拇指彎曲，四指伸展，圖 3-5-1。　　拇指彎曲，四指伸展，左手拇指伸展四指彎曲，圖 3-5-2。

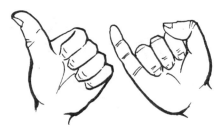 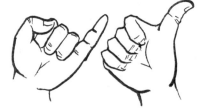

右手伸小指，左手伸拇指，圖 3-5-3。　　右手伸拇指，左手伸小指，圖 3-5-4。

（六）手指輪碰

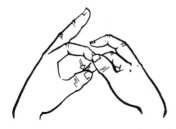

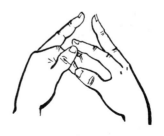

右手拇指，左手食指，互頂不
動，右手食指和左手拇指在下
面相碰一次，圖 3-6-1。

轉到上面來再碰一次，
圖 3-6-2。

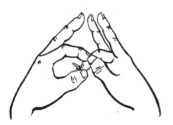

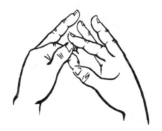

右手中指和左手拇指在下
面互碰一次，圖 3-6-3。

轉到上面來再碰一次，
圖 3-6-4。

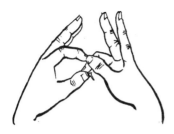

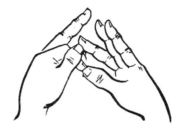

右手無名指和左手拇指在下
面互碰一次，圖 3-6-5。

轉到上面來再碰一次，
圖 3-6-6。

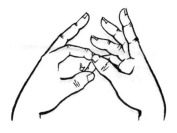

右手小指和左手拇指下互
碰一次，圖 3-6-7。

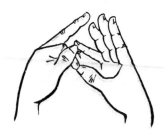

轉到上面來再碰一次，
圖 3-6-8。

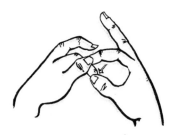

左手拇指和右手食指互頂不
動，左手食指和右手拇指互
碰一次，圖 3-6-9。

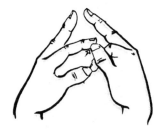

轉到上面來再碰一次，
圖 3-6-10。

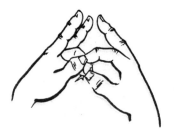

左手中指和右手拇指在下面
互碰一次，圖 3-6-11。

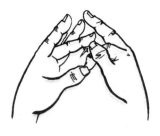

轉到上面來再碰一次，
圖 3-6-12。

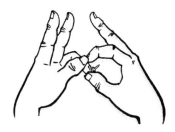

左手無名指和右手拇指在下面互碰一次，圖 3-6-13。

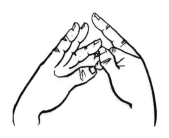

轉到上面來再碰一次，圖 3-6-14。

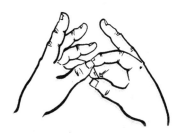

左手小指和右手拇指下面互碰一次，圖 3-6-15。

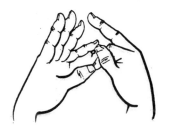

轉上來再碰一次，圖 3-6-16。

（七）手指互碰

要求速度漸快。

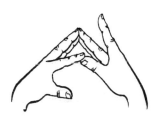

十指互頂，右手拇指和左手食指相碰，圖 3-7-1。

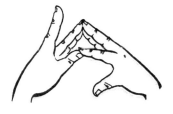

十指互頂，右手食指和左手拇指相碰，圖 3-7-2。

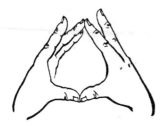

十指互頂，右手食指和左手中指相碰，圖 3-7-3。

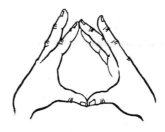

十指互頂，右手中指和左手食指相碰，圖 3-7-4。

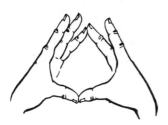

十指互頂，右手中指和左手無名指相碰，圖 3-7-5。

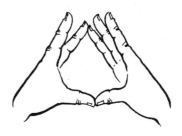

十指互頂，左手中指和右手無名指相碰，圖 3-7-6。

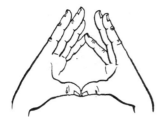

十指互頂，左手小指和右手無名指相碰，圖 3-7-7。

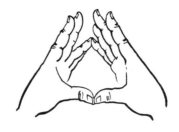

十指互頂，右手小指和左手無名指相碰，圖 3-7-8。

（八）手指互繞

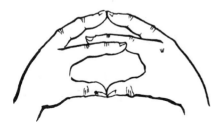

十指互頂，食指相互繞
動，圖 3-8-1。

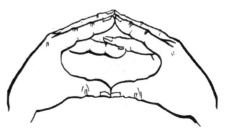

十指互頂，中指相互繞動，
圖 3-8-2。

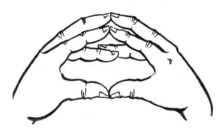

十指互頂，無名指相互繞動，
圖 3-8-3。

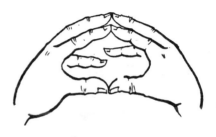

十指互頂，小指相互繞動，
圖 3-8-4。

（九）手指翻翻

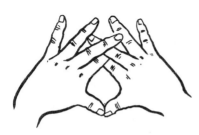

兩手食指、中指相互交叉重疊
，左手中指翻上來，圖 3-9-1。

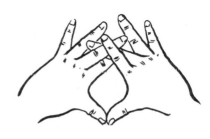

右手食指從下面翻到上面。
圖 3-9-2。

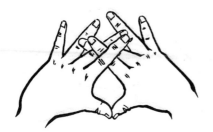

左手食指從下面翻上來，
圖 3-9-3。

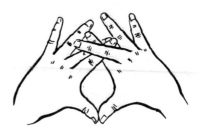

右手中指翻上來，左手中指
翻上來，圖 3-9-4。（這一組
反覆練習，越翻越快）

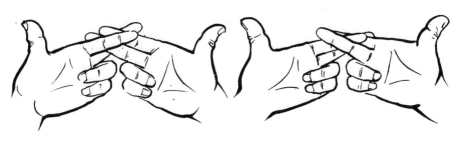

手心翻向上，左手食指翻
上來，圖 3-9-5。

右手中指翻上來，圖 3-9-6。

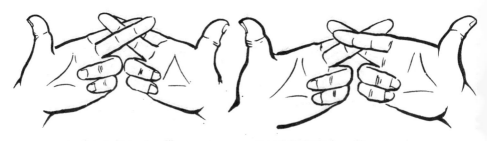

左手中指翻上來，圖 3-9-7。

右手食指翻上來，圖 3-9-8。
（這一組反覆練習）

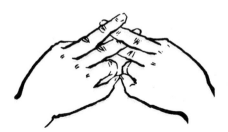

手心向下，中指、無名指相互
重疊，左手無名指翻上來，
圖 3-9-9。

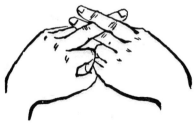

右手無名指翻上來，圖 3-9-10。

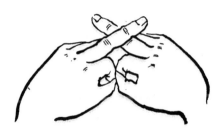

左手中指翻上來，圖 3-9-11。

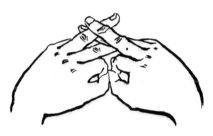

右手中指翻上來，圖 3-9-12。
（這一組反覆練習）

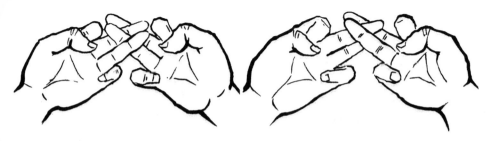

手心向上，左手無名指翻上
來，圖 3-9-13。　　右手無名指翻上來，圖 3-9-14。

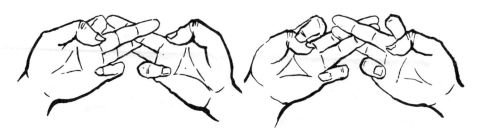

左手中指翻上來，圖 3-9-15。　　右手中指翻上來，圖 3-9-16。
　　　　　　　　　　　　　　　（這一組反覆練習）

（十）滾拳擊鼓

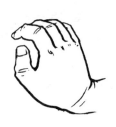

右手掌豎起，用手腕在桌
上碰第一響，圖 3-10-1。

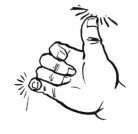

右手心轉向上，用小指第二
關節碰第二響，圖 3-10-2。

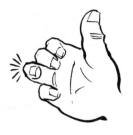

右手無名指碰第三響，
圖 3-10-3。

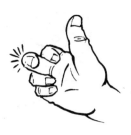

右手中指碰第四響，圖 3-10-4。

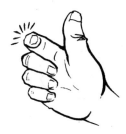

右手食指碰第五響，
圖 3-10-5。

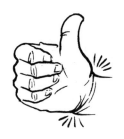

用手腕外側碰第六響，
圖 3-10-6。

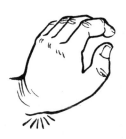

左手腕裡側碰第一響，
圖 3-10-7。

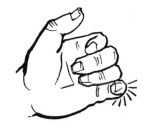

左手小指碰第二響，
圖 3-10-8。

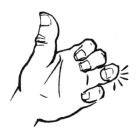

左手無名指碰第三響，
圖 3-10-9。

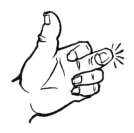

左手中指碰第四響，
圖 3-10-10。

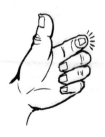 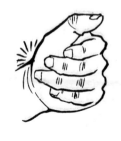

左手食指碰五響，圖 3-10-11。　　左手腕外側碰第六響，
　　　　　　　　　　　　　　　　圖 1-10-12。

四、手指跑步

　　這裡介紹的六種前進方式，距離計算方法每八節為前進一公尺。舉辦手指運動會，可設 50 公尺、100 公尺手指賽跑。目前 50 公尺手指賽跑最快速度，直線 30 秒，迂迴 50 秒。

（一）捲式直線前進

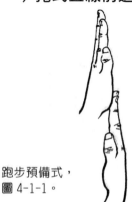 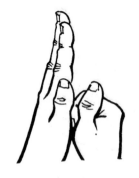

跑步預備式，　　　　　　右手以左手掌為支點，向前
圖 4-1-1。　　　　　　　捲曲成拳，圖 4-1-2。

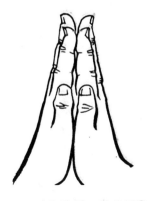

右手四指伸展，兩手併攏，
圖 4-1-3。

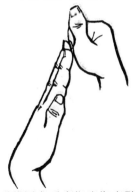

右手再以左手中指尖為支點
再向前捲曲，圖 4-1-4。

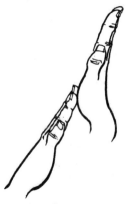

右手向前伸展，圖 4-1-5。

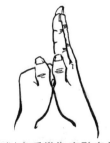

左手尖以右手掌為支點向前
捲曲，圖 4-1-6。

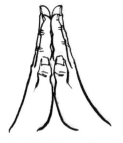

左手伸展與右手併攏，
圖 4-1-7。

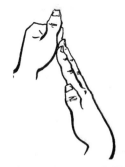

左手再以右手指尖為支點向
前捲曲，圖 4-1-8。

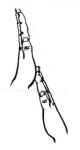

左手伸展，圖 4-1-9。如此反
覆前進，每 8 節算 1 公尺。

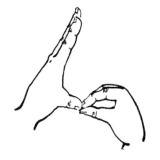

右手四指彎曲拇指向前靠攏，
圖 4-2-2。

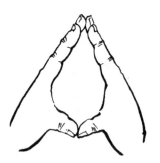

拇指相頂，右手四指伸展與
左手相碰，圖 4-2-3。

（二）拱式直線前進

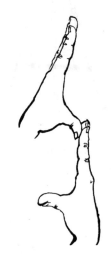

預備式，圖 4-2-1。

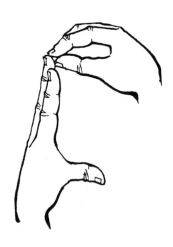

右手以左手中指尖為支點，
拇指向前靠攏，圖 4-2-4。

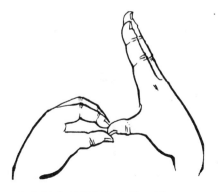

左手以右手拇指為支點，拇
指向前靠攏，圖 4-2-6。

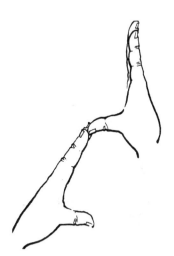

右手四指伸展，圖 4-2-5。

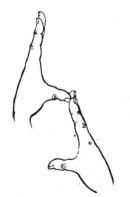

左手拇指向前靠攏，圖 4-2-8。

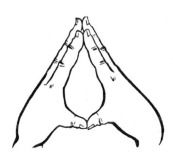

左手四指伸展與右手靠攏，
圖 4-2-7。

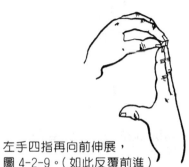

左手四指再向前伸展，
圖 4-2-9。（如此反覆前進）

（三）捲式迂迴前進

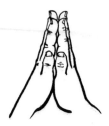

預備式兩手併攏，圖 4-3-1。

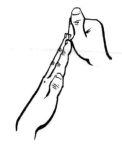

右手以左手指尖為支點向前捲曲成拳，圖 4-3-2。

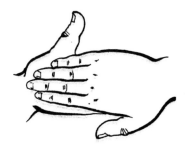

左手心向上，右手向左伸，手心相對，圖 4-3-3。

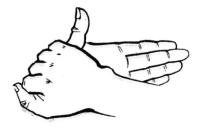

右手以指尖為支點向前捲曲成拳，圖 4-3-4。

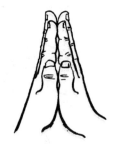

兩手同時前伸，相互併攏，圖 4-3-5。

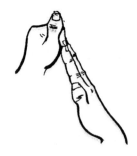

左手以指尖為支點向前捲曲，圖 4-3-6。

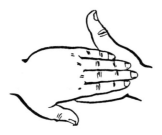

左手向右伸，手心相對，
圖 4-3-7。

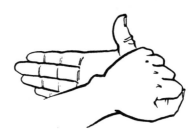

左手以指尖為支點向前捲曲，
圖 4-3-8。恢復到第 1 圖預備式。

（四）拱指迂迴前進

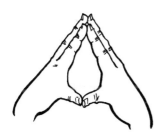

預備式，兩手併攏，
圖 4-4-1。

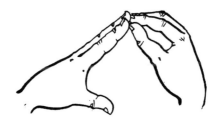

右手以指尖為支點，拇指向
前靠攏，圖 4-4-2。

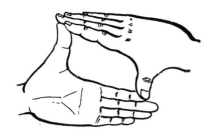

手四指伸展和左手拇指相碰
，左手心向內，圖 4-4-3。

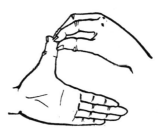

右手以中指尖為支點拇指
向前靠攏，圖 4-4-4。

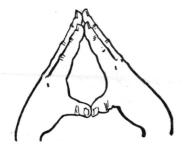

拇指相頂，兩手手指向前
伸，兩手合攏，圖 4-4-5。

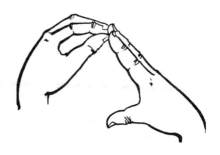

左手以指尖為支點拇指向
前靠攏，圖 4-4-6。

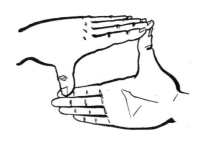

左手四指伸向右手拇指，
右手心向內，圖 4-4-7。

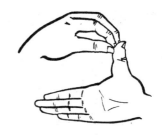

左手拇指向前靠攏，圖 4-4-8
。兩手前伸，恢復到預備式。

（五）捲式花樣前進

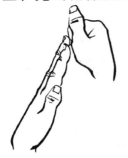

右手以指尖為支點向前捲
曲成拳，圖 4-5-1。

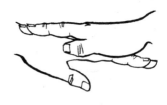

右手在左手背上向前伸，
圖 4-5-2。

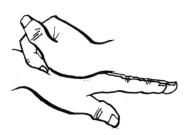

右手以指尖為支點向前捲曲，
圖 4-5-3。

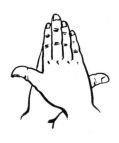

兩手指尖同時伸向前方，
圖 4-5-4。

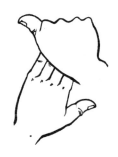

右手以指尖為支點向前捲曲，
圖 4-5-5。

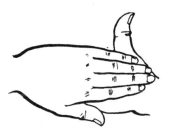

右手從左手下面向前伸，
圖 4-5-6。

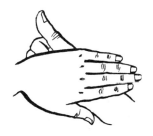

右手以指尖為支點向前捲曲，
圖 4-5-7。

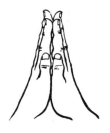

兩手指尖同時前伸互拍一次，
圖 4-5-8。

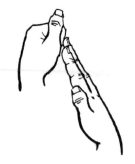

左手向前捲曲（同右手），
圖 4-5-9。

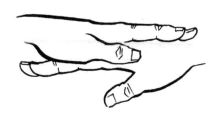

左手在右手背上前伸，
圖 4-5-10。

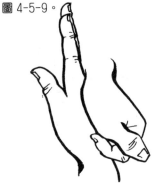

左手向前捲曲，圖 4-5-11。

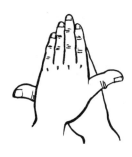

指尖同時伸向前方，圖 4-5-12。

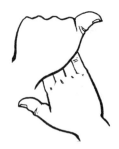

左手再向前捲曲，
圖 4-5-13。

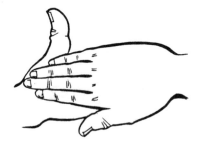

左手從右手下面向前伸，
圖 4-5-14。

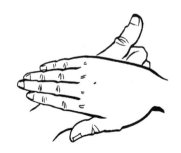

左手以指尖為支點向前
捲曲，圖 4-5-15。

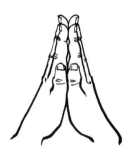

兩手同時伸向前方互拍
一次，圖 4-5-16。

（六）拱式花樣前進

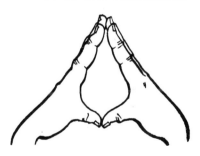

預備式　圖 4-6-1。

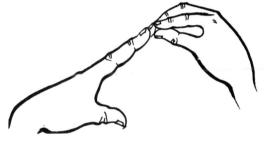

右手拇指向前靠攏，圖 4-6-2。

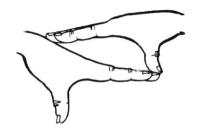

右手四指向左手背前伸，
圖 4-6-3。

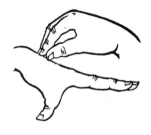

右手拇指向前靠攏，圖 4-6-4。

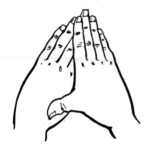

右手四指伸向前方，左手四
指也同時前伸，圖 4-6-5。

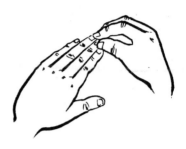

右手拇指向前靠攏，
圖 4-6-6。

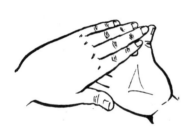

右手四指在左手下面前伸，
圖 4-6-7。

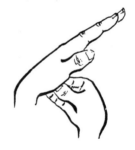

右手以指尖為支點，拇指
向前靠攏，圖 4-6-8。

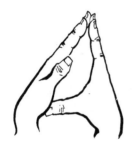

右手拇指不動，四指前伸，
指尖相互靠攏，圖 4-6-9。

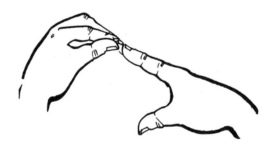

左手拇指向四指靠攏，
圖 4-6-10。

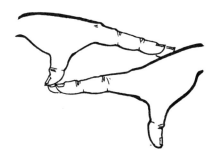

左手四指向右手背伸展，
圖 4-6-11。

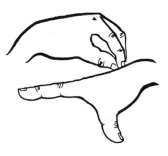

左手拇指向前靠攏，
圖 4-6-12。

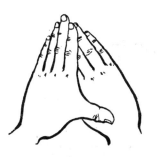

左手拇指不動，四指隨右手
向前伸展，圖 4-6-13。

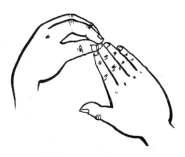

左手拇指向前靠攏，
圖 4-6-14。

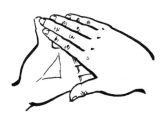

左手拇指不動，四指在右手
下面向前伸，圖 4-6-15。

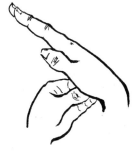

左手拇指向前靠攏，
圖 4-6-16。

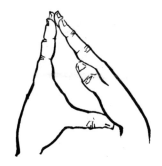

左手拇指不動，四指向前伸展，
圖 4-6-17。恢復到預備式，繼續
反覆前進。

五、手指射擊

　　這是一套難度較大、十分有趣、深受兒童喜愛
的手指運動，也是有利於訓練協調左右腦和左右手
的運動。正常的 10 歲左右兒童，稍加訓練都可以
在 10 秒鐘內打完 20 槍，也就是在短短的 10 秒鐘
內每一隻手要變換 20 個不同的手勢。

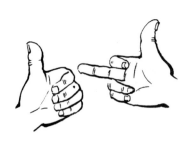

一槍打一個，（右手作槍狀，
左手伸出拇指）圖 5-1。

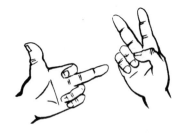

一槍打二個，（左手作槍狀，
右手伸食指、中指）圖 5-2。

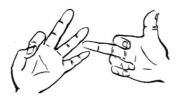

一槍打三個，（右手作槍狀，
左手伸中指、無名指、小指）
圖 5-3。

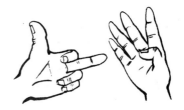

一槍打四個，（左手作槍狀，
右手伸食指、中指、無名指
、小指）圖 5-4。

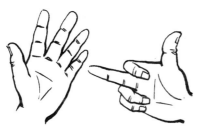

一槍打五個，（右手作槍狀，
左手伸全部五指）圖 5-5。

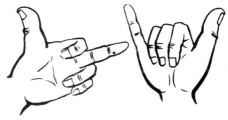

一槍打六個，（左手作槍狀，
右手伸拇指、小指）圖 5-6。

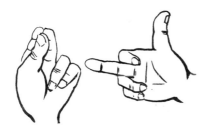

一槍打七個，（右手作槍狀
，左手拇指、食指、中指捏
在一起）圖 5-7。

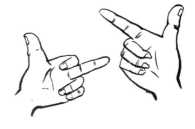

一槍打八個，（左手作槍狀，
右手伸拇指和食指）圖 5-8。

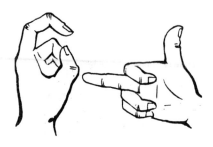

一槍打九個，（右手作槍狀，左手食指勾起）圖 5-9。

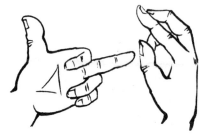

一槍打十個，（左手作槍狀，右手中指彎曲壓在食指上）圖 5-10。

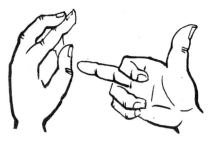

一槍打十個，（右手作槍狀，左手中指彎曲壓在食指上）圖 5-11。

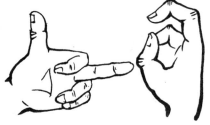

一槍打九個，（左手作槍狀，右手食指勾起）圖 5-12。

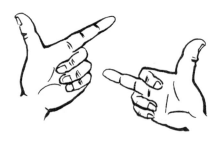

一槍打八個，（右手作槍狀，左手伸拇指和食指）圖 5-13。

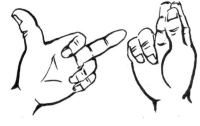

一槍打七個，（左手作槍狀，右手拇指、食指、中指捏在一起）圖 5-14。

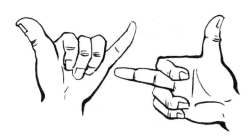
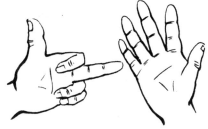

一槍打六個，（右手作槍狀，左手伸出拇指和小指）圖5-15。

一槍打五個，（左手作槍狀，右手伸全部五指）圖5-16。

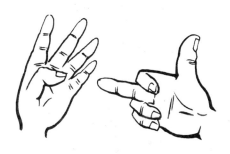
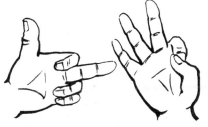

一槍打四個，（右手作槍狀，左手伸食指、中指、無名指、小指）圖5-17。

一槍打三個，（左手作槍狀，右手伸中指、無名指、小指）圖5-18。

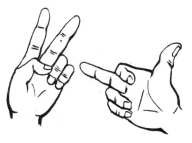
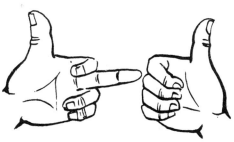

一槍打二個，（右手作槍狀，左手伸食指、中指）圖5-19。

一槍打一個，（左手作槍狀，右手伸拇指）圖5-20。

六、兒童手指按摩

「小兒百脈匯於雙手」。從手掌、手背的「穴位圖」可以看出，手部「經絡」和「穴位」是如何密集，因而為小兒推拿治病多集中在兩手。

如果通過遊戲活動，誘導兒童自我按摩有關的位置，調節氣血通暢，幫助消化吸收，促進新陳代謝，以達到強身、防病、治病的目的，是一舉數得。

兒童推拿穴位圖　　　兒童推拿穴位圖
（手掌）　　　　　　（手背）

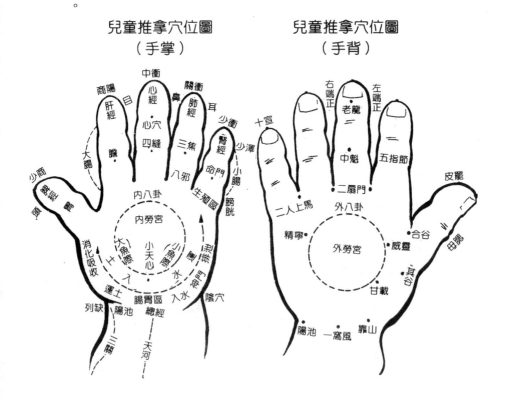

（一）運動內八卦

有除滯消食、理氣化痰的功效。

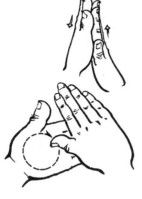
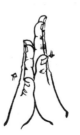

兩手在胸前垂直上下搓動，圖 6-1-1、2。

手心相對順時針轉動，再逆時針轉動，圖 6-1-3、4。（迅速搓、轉發熱，以達到升溫效應）

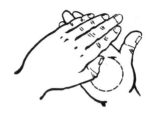

（二）推進水和土

對食慾不振、脾胃虛弱有療效。

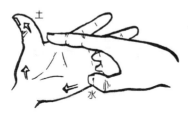

左手心向上，右手拇指徐徐用力由水推向土，圖 6-2-1。

一直推到左手拇指尖，圖 6-2-2。

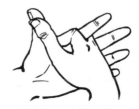

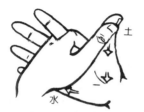

兩手上下互換位置，左手拇指由土再推向水，圖 6-2-3。

一直推到小指根，如此反覆，圖 6-2-4。

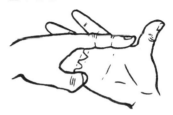

（三）按摩勞宮穴

有清熱除煩、暢通氣血的功效。

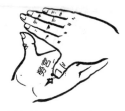

手心相對，右手拇指按左
手勞宮穴位，圖 6-3-1。

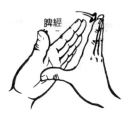

右手拇指不動，四指向前
向下轉動，圖 6-3-2。

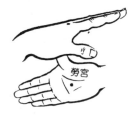

轉到左手心向下，圖 6-3-3。

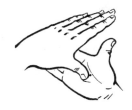

左手拇指按右手心，右手拇指
放開，四指向回轉動，如此反
覆上下運動，圖 6-3-4。

（四）直刺小天心

對涼風夜啼、煩躁不安有療效。

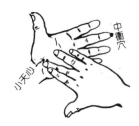

右手心向下，「中衝穴」點左
手「小天心」穴，圖 6-4-1。

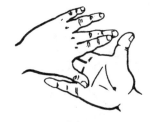

兩手同時旋轉，互換上下
位置，圖 6-4-2。

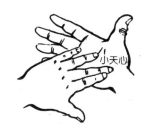

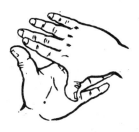

左手中指點揉右手「小天心」
穴，右拇指放開，圖 6-4-3。

再旋轉換上下位置，（恢復到
圖 1 手勢）圖 6-4-4。

（五）手推過三關

對氣血不足、體弱虛寒、感冒風寒、食慾不振有效
。

著名小兒科大夫戚子躍老先生講小兒麻疹內膈危機
，推脾土、三關，2 小時後患兒咳嗽漸暢，面部轉紅，
疹點加密，轉危為安。

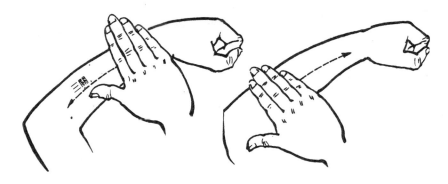

左右手如圖上下推拿運行，圖 6-5-1、2。

（六）打馬過天河

有清熱解表、瀉火除煩療效。

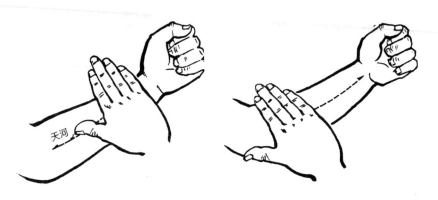

天河

依虛線上下拍打三百次至五百次有效，
圖 6-6-1、2，左右手輪番扳打。

七、幼兒手指運算

　　幼兒認識規律，由「具象」進入「抽象」。每當接受抽象的數字信息，必然聯想到具體的實物。眼前最容易找到的是自己的兩隻手，可是手只有 10 個指頭，常常不夠用。於是去尋找所能見到的物體（如插圖），這是一種本能。

　　為了幫助幼兒快速運算，設計手指運算法。可使兒童很快地找到 20 以內加減法的得數，促進幼兒不停地運動手指，反回來又促進大腦的運動，可謂「一舉兩得」。口訣是：

食指 123，中指 456，

無名 789，10 在小指頭。

個位數左手，十位數右手

加法順著數，減法倒著數。

手腦一起用，得數馬上有。

例如 3＋5＝？　先讓拇指掐在左手食指第三節「3」的部位，接著從 1 數到 5，每數一數拇指順序掐一節手指，這樣最後落在「8」的部位，得數是「8」。

例如 4＋6＝？　拇指掐在左手中指第一節「4」的部位上，順著從 1 數到 6，拇指掐到小指頭「10」的部位，得數是「10」。

例如 9－5＝？　拇指掐在無名指第三節「9」的部位，從「1」倒數到「5」。拇指落在中指第一節 4 的部位，得數是「4」。

最好先用一段時間，讓幼兒牢記每一數字在手指的部位，運算起來就得心應手。

還可以通過競賽活動，培養兒童思路敏捷、反應靈敏、手指靈巧。

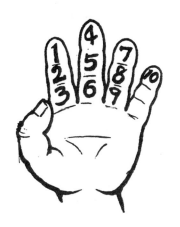
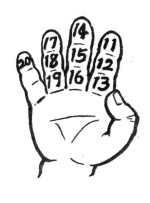

八、手指一百連環套

　　這是一套十分巧妙、十分有趣、十分美觀,當然也頗具一定難度的手指運動。10 個指頭,以各種不同方式、從各種不同角度相互穿插、纏繞、勾拿,使每一個手指的小關節、小肌肉,都得到充分的運動。

　　孩子們的小手連續地運轉起來,上下左右翻騰起伏,狀如群蛇狂舞,令人眼花撩亂,目不暇接。兩手相套100 次,適用於 10 歲以上兒童。手指運動得越靈巧,越複雜,越有利於促進智力開發。

　　在此特別提醒注意的是,為了便於學習掌握,我們將全套動作分成 100 套,但運轉起來,應一氣呵成,保持動作的連續性。

●第 1 套

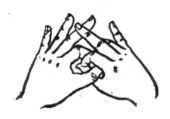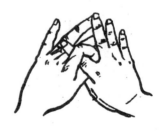

兩手食指、拇指相互成圈,
兩圈相套,圖 8-1-1。

右手食指從左手中指背
上向前伸,圖 8-1-2。

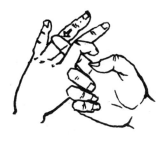

右手心轉向上，勾左手食指，
圖 8-1-3。

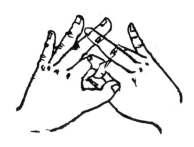

兩手食指、拇指相互成圈
，兩圈相套，圖 8-1-4。

●第 2 套

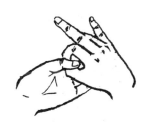

左手心轉向上，圖 8-2-1。

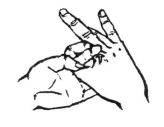

左手食指向上伸，圖 8-2-2。

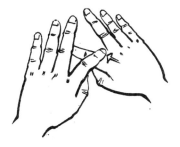

左手心轉向下，左手食指向
下勾右手食指，圖 8-2-3。

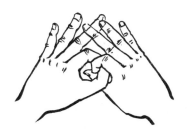

左手食指向下滑和拇指相碰
成圈，兩圈相套，圖 8-2-4。

●第 3 套

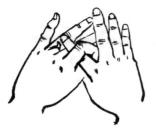

右手食指前伸，向下勾左
手中指，圖 8-3-1。

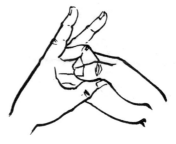

右手食指下來和拇指相碰成
圈，兩圈相套，圖 8-3-2。

●第 4 套

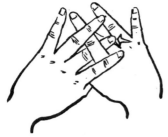

左手中指再從右手中指背
上向前伸，圖 8-4-1。

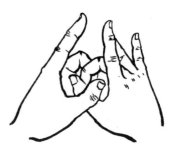

兩手中指再與拇指相互成圈，
再兩圈相套，圖 8-4-2。

第 5 套

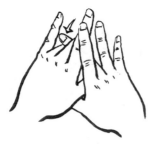

右手中指從左手無名指背
上向前伸，圖 8-5-1。

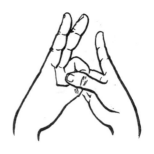

右手中指和拇指相碰，相互成
圈，再兩圈相套，圖 8-5-2。

●第6套

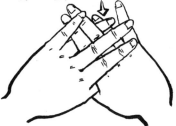

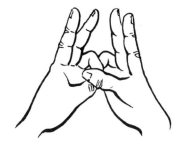

左手無名指從右手無名指
背上前伸，圖 8-6-1。

兩手無名指與拇指相互成圈，
再兩圈相套，圖 8-6-2。

●第7套

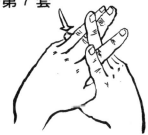

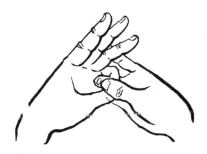

右手無名指在左手小指背
上前伸，圖 8-7-1。

右手無名指和拇指相碰成圈，
左手小指和拇指成圈，兩圈相
套，圖 8-7-2。

●第8套

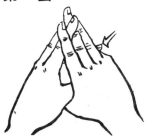

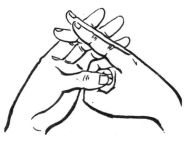

左手小指在右手小指上前伸
，向下勾住，右手小指和拇
指相碰成圈，8-8-1。

兩手都是拇指和小指相碰成
圈，再兩圈相套，圖 8-8-2。

●第 9 套

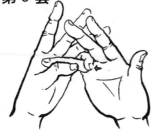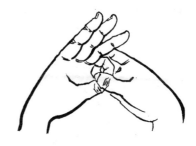

左手小指從右手無名指背向回勾，和左手拇指相碰成圈，圖 8-9-1。

右手無名指彎回來和拇指相碰成圈，兩圈相套，圖 8-9-2。

●第 10 套

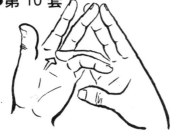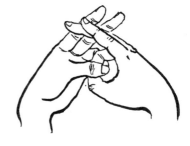

右手無名指從左手無名指背上穿過向下勾，和拇指相碰成圈，圖 8-10-1。

左手無名指和拇指相碰成圈，再兩圈相套，圖 8-10-2。

●第 11 套

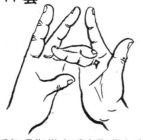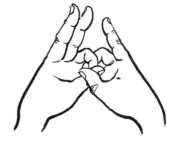

左手無名指從右手中指背上向回勾，和拇指相碰，圖 8-11-1。

右手中指彎曲和拇指相碰成圈，兩圈相套，圖 8-11-2。

●第 12 套

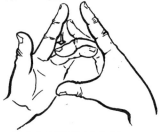 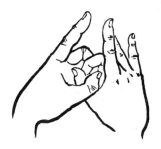

右手中指勾左手中指，
圖 8-12-1。

兩手中指與兩手拇指成圈
，兩圈相套，圖 8-12-2。

●第 13 套

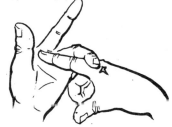 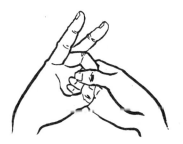

左手中指向回勾右手食指，右
手食指和拇指相碰成圈，
圖 8-13-1。

左手中指和拇指相碰成圈
，兩圈相套，圖 8-13-2。

●第 14 套

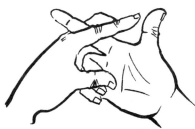 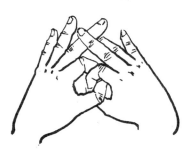

右手食指向回勾左手食指，
左手食指和拇指相碰成圈，
圖 8-14-1。

右手食指和拇指相碰成圈，兩
圈相套（恢復到圖 8-1-1），
圖 8-14-2。

●第 15 套

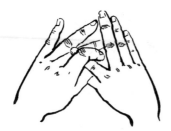

右手食指從左手中指背上
前伸，圖 8-15-1。

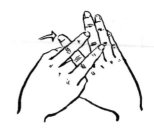

再繼續從小指背上前伸，
圖 8-15-2。

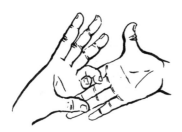

勾住小指，手心轉向上，和
拇指相碰成圈，圖 8-15-3。

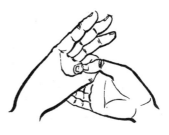

左手小指和拇指相碰成圈，
兩圈相套，圖 8-15-4。

●第 16 套

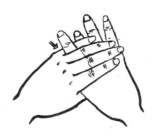

左手小指從右手食指下鑽過，
圖 8-16-1。

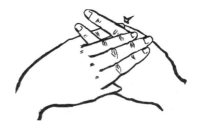

再從無名指下鑽過，
圖 8-16-2。

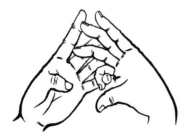

手心轉向上，勾右手小指和
左手拇指相碰成圈，
圖 8-16-3。

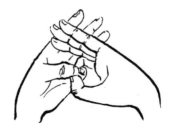

右手拇指與小指相碰成圈，
兩圈相套，圖 8-16-4。

●第 17 套

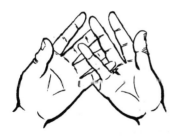

左手小指從右手無名指下
穿過，圖 8-17-1。

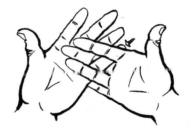

再從右手食指下穿過，
圖 8-17-2。

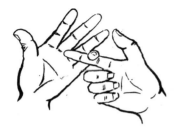

先勾右手食指，再和拇指
相碰成圈，圖 8-17-3。

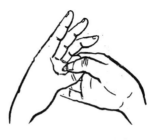

右手拇指與食指相碰成圈
，兩圈相套，圖 8-17-4。

●第 18 套

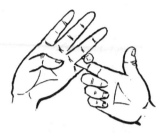

右手食指從左手無名指
背後穿過，圖 8-18-1。

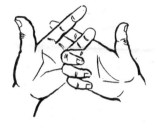

再前伸從左手食指背後
穿過，圖 8-18-2。

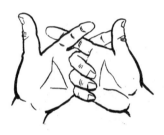

右手食指勾繞左手食指，
圖 8-18-3。

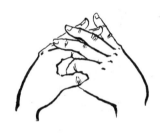

兩手食指均與拇指相碰成圈
，兩圈相套，圖 8-18-4。

●第 19 套

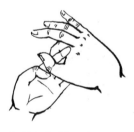

左手食指從洞中穿出，
圖 8-19-1。

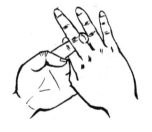

穿過右手食指，勾住右手中
指，圖 8-19-2。

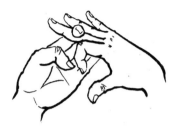

右手心轉向內，中指與拇指
相碰成圈，圖 8-19-3。

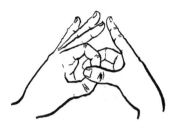

左手食指與拇指相碰，兩
圈相套成圈，圖 8-19-4。

●第 20 套

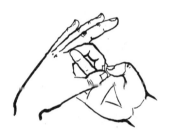

右手中指由洞中鑽出，
圖 8-20-1。

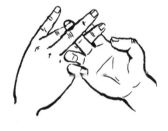

勾住左手中指，圖 8-20-2。

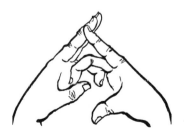

中指互繞，手心轉相對，
圖 8-20-3。

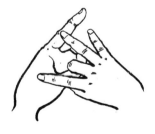

兩手中指與拇指相碰成圈，兩
圈相套，圖 8-20-4。

●第 21 套

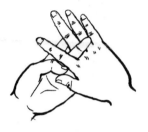

左手中指在右手食指下面
向上鑽，圖 8-21-1。

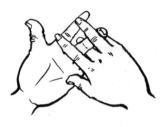

再前伸勾住右手無名指，
圖 8-21-2。

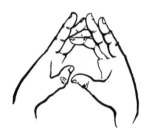

左手中指和右手無名指兩指相
繞，手心轉相對，圖 8-21-3。

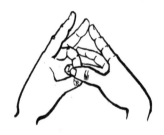

形成兩圈，兩圈相套，
圖 8-21-4。

●第 22 套

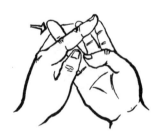

右手無名指在左手食指下面
向上鑽，圖 8-22-1。

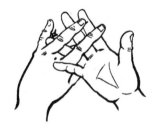

向上勾左手無名指，
圖 8-22-2。

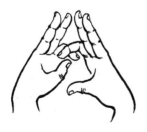

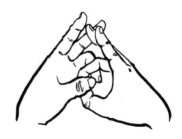

兩手無名指相繞，手心相對，
圖8-22-3。

兩手無名指與拇指相碰成圈，
兩圈相套，圖 8-22-4。

●第 23 套

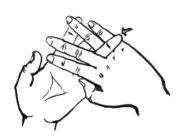

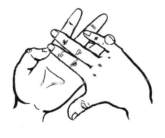

左手無名指在右手食指、中
指下面向上繞，圖 8-23-1。

再前伸勾右手小指，
圖 8-23-2。

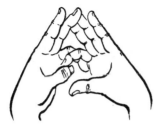

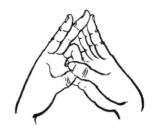

左手無名指與右手小指兩指相
繞，手心相對，圖 8-23-3。

各與拇指相碰成圈，兩圈
相套，圖 8-23-4。

●第 24 套

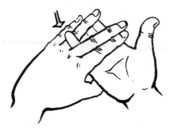

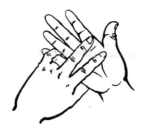

右手小指在左手中指、無名指下面向上鑽，圖 8-24-1。

再前伸勾左手小指，圖 8-24-2。

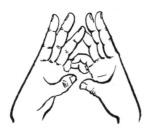

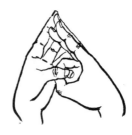

兩小指相繞，手心轉相對，圖 8-24-3。

各與拇指相碰成圈，兩圈相套，圖 8-24-4。

●第 25 套

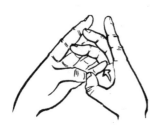

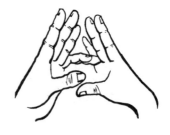

左手小指從右手中指和無名指之間向上鑽，圖 8-25-1。

小指由無名指裡側向外繞，圖 8-25-2。

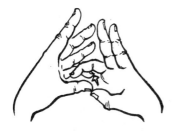

一直繞到無名指外側，
圖 8-25-3。

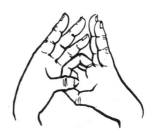

兩指各與拇指相碰成圈，兩圈
相套，圖 8-25-4。

第 26 套

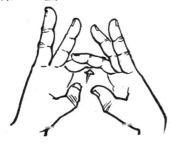

右手無名指從裡向外繞左手
無名指一圈，圖 8-26-1。

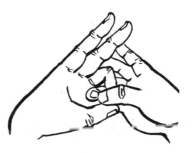

兩指各與拇指相碰成圈，兩
圈相套，圖 8-26-2。

第 27 套

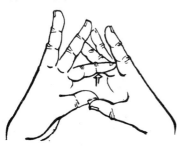

左手無名指由裡向外繞右
手中指，圖 8-27-1。

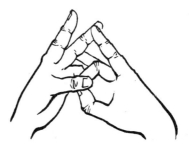

左手無名指、右手中指各與拇
指相碰成圈，兩圈相套，
圖 8-27-2。

●第 28 套

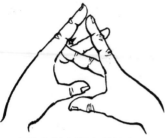

右手中指由裡向外繞左手中
指，圖 8-28-1。

兩中指各與拇指相碰成圈
，兩圈相套，圖 8-28-2。

●第 29 套

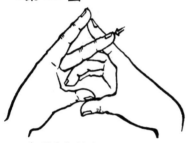
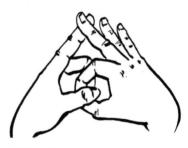

左手中指繞右手食指，
圖 8-29-1。

左手中指、右手食指各與拇指相
碰成圈，兩圈相套，圖 8-29-2。

●第 30 套

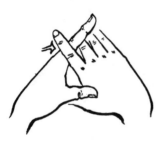
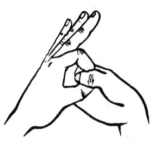

右手食指繞左手食指，
圖 8-30-1。

兩食指各與拇指相碰成圈，
兩圈相套，圖 8-30-2。

●第 31 套

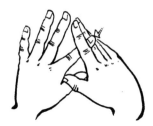

左手食指從右手食指下
伸出，圖 8-31-1。

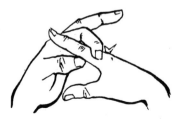

左手心轉向內，食指向回勾
住右手食指，圖 8-31-2。

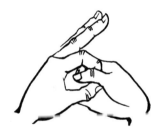

兩手食指各與拇指相碰成圈
，兩圈相套，圖 8-31-3。

●第 32 套

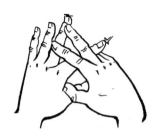

左手食指從右手中指下伸出
，圖 8-32-1。

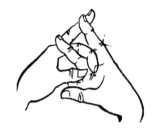

左手食指向回勾住右手中指
，圖 8-32-2。

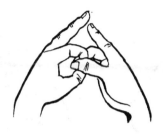

左手食指和右手中指各與拇指相
碰成圈，兩圈相套，圖 8-32-3。

●第 33 套

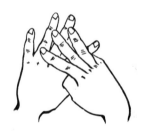

左手食指從右手無名指下伸
出，圖 8-33-1。

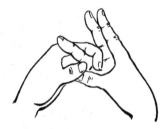

左手食指向回勾住右手無名指
，圖 8-33-2。

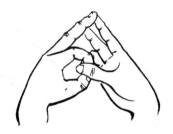

左手食指和右手無名指各與拇指相
碰成圈，兩圈相套，圖 8-33-3。

●第 34 套

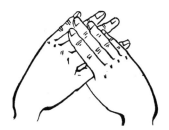 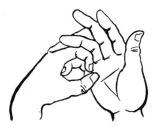

左手食指從右手小指下伸出
，圖 8-34-1。

左手食指回勾右手小指，
圖 8-34-2。

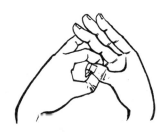

左手食指和右手小指各與拇指相
碰成圈，兩圈相套，圖 8-34-3。

●第 35 套

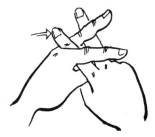 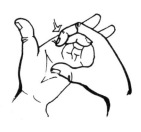

右手食指從左手食指下伸出
，圖 8-35-1。

右手心轉向內，回勾左手食指
，圖 8-35-2。

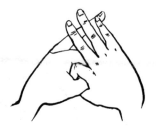

兩手食指各與拇指相碰成圈，
兩圈相套，圖 8-35-3。

●第 36 套

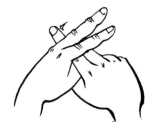

右手食指從左手中指下伸出
，圖 8-36-1。

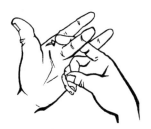

右手食指回勾左手中指，
圖 8-36-2。

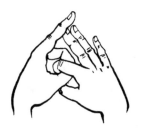

右手食指和左手中指各與拇指相
碰成圈，兩圈相套，圖 8-36-3。

●第 37 套

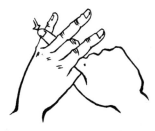

右手食指從左手無名指下
伸出，圖 8-37-1。

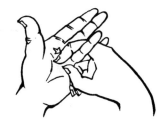

右手食指回勾左手無名指，
圖 8-37-2。

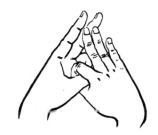

右手食指和左手無名指各與拇指
相碰成圈，兩圈相套，圖-37-3。

●第 38 套

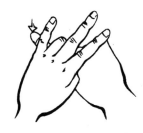

右手食指從左手小指下伸出
，圖 8-38-1。

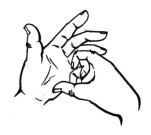

右手食指回勾左手小指
，圖 8-38-2。

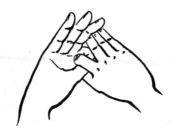

右手食指和左手小指各與拇指相
碰成圈，兩圈相套，圖 8-38-3。

第 39 套

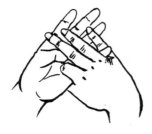

左手小指從右手無名指、小
指間伸出，圖 8-39-1。

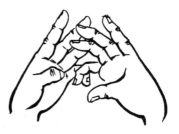

左手心轉向下，回勾右手
小指，圖 8-39-2。

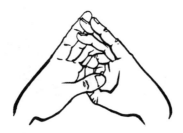

兩手小指各與拇指相碰成圈，
兩圈相套，圖 8-39-3。

●第 40 套

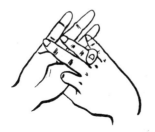

左手小指再從右手無名指、
小指間伸出，圖 8-40-1。

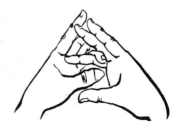

左手小指回勾右手無名指
，圖 8-40-2。

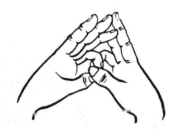

左手小指和右手無名指各與拇指
相碰成圈，兩圈相套，圖 8-40-3。

●第 41 套

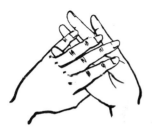

右手小指從左手無名指、小
指間伸出，圖 8-41-1。

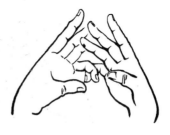

右手心轉向下，回勾左手
小指，圖 8-41-2。

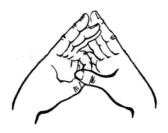

兩手小指各與拇指相碰成圈
，兩圈相套，圖 8-41-3。

●第 42 套

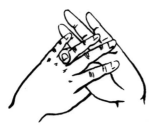

右手小指再從左手無名指、
小指間伸出，圖 8-42-1。

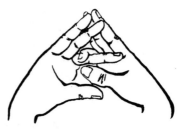

右手小指回勾左手無名指，
圖 8-42-2。

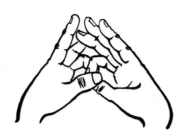

右手小指與左手無名指各與拇指
相碰成圈，兩圈相套，圖 8-42-3。

●第 43 套

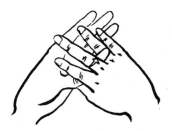

左手小指從右手無名指、中指間伸出，圖 8-43-1。

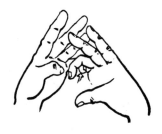

左手心轉向下，回勾右手無名指，圖 8-43-2。

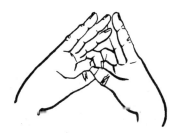

左手小指和右手無名指各與拇指相碰成圈，兩圈相套，圖 8-43-3。

●第 44 套

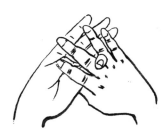

左手小指再從右手無名指、中指間伸出，圖 8-44-1。

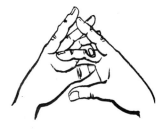

左手小指回勾右手中指，圖 8-44-2。

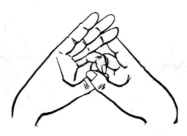

左手小指和右手中指各與拇指相碰
成圈，兩圈相套，圖 8-44-3。

●第 45 套

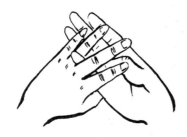

右手小指從左手無名指、中
指間伸出，圖 8-45-1。

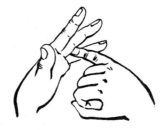

右手心轉向下，回勾左手無
名指，圖 8-45-2。

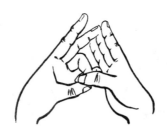

右手小指和左手無名指各與拇指相
碰成圈，兩圈相套，圖 8-45-3。

●第 46 套

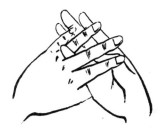

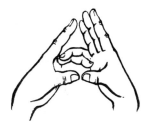

右手小指再從左手無名指、中指間伸出，圖 8-46-1。

右手小指回勾左手中指，圖 8-46-2。

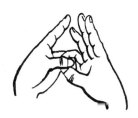

右手小指和左手中指各與拇指相碰成圈，兩圈相套，圖 8-46-3。

●第 47 套

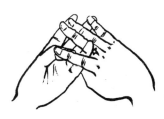

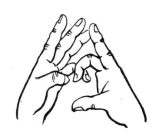

左手小指從右手中指、食指間伸出，圖 8-47-1。

左手心轉向下，回勾右手中指，圖 8-47-2。

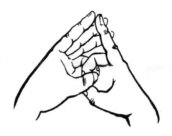

左手小指和右手中指各與拇指相碰
成圈，兩圈相套，圖 8-47-3。

●第 48 套

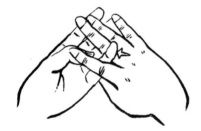

左手小指再從右手中指、食
指間伸出，圖 8-48-1。

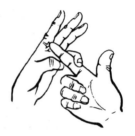

左手小指回勾右手食指
，圖 8-42-2。

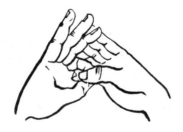

右手食指和左手小指各與拇指相碰
成圈，兩圈相套，圖 8-48-3。

●第 49 套

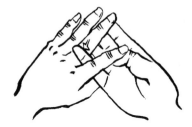

右手小指從左手中指、食指
間伸出，圖 8-49-1。

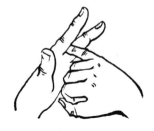

右手小指回勾左手中指，
圖 8-49-2。

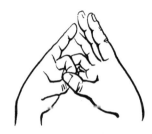

左手中指與右手小指各與拇指相碰
成圈，兩圈相套，圖 8-49-3。

●第 50 套

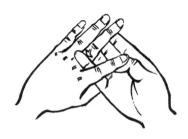

右手小指再從左手中指、食指
間伸出，圖 8-50-1。

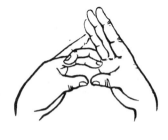

右手小指回勾左手食指，
圖 8-50-2。

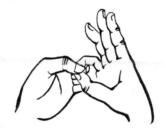

左手食指與右手小指各與拇指相
碰成圈，兩圈相套，圖 8-50-3。

● 第 51 套

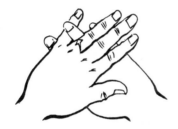

右手無名指從左手無名指、
小指間伸出，圖 8-51-1。

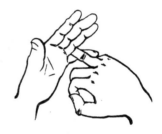

右手無名指回勾左手小指，
圖 8-51-2。

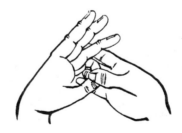

右手無名指和左手小指各與拇指相
碰成圈，兩圈相套，圖 8-51-3。

●第 52 套

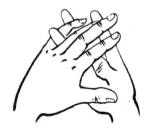

右手無名指再從左手無名指
、小指間伸出，圖 8-52-1。

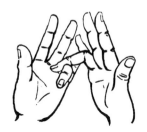

右手無名指回勾左手無名指，
圖 8-52-2。

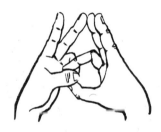

兩手無名指各與拇指相碰成
圈，兩圈相套，圖 8-52-3。

●第 53 套

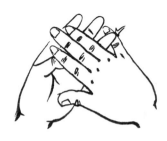

左手無名指從右手無名指、
小指間伸出，圖 8-53-1。

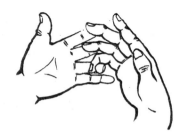

左手無名指回勾右手小指，
圖 8-53-2。

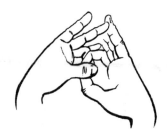

左手無名指和右手小指各與拇指相
碰成圈，兩圈相套，圖 8-53-3。

●第 54 套

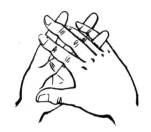

左手無名指再從右手無名指、
小指間伸出，圖 8-54-1。

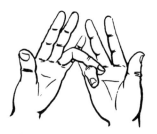

左手無名指回勾右手無名指
，圖 8-54-2。

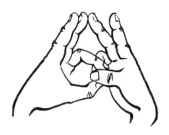

兩手無名指各與拇指相碰成
圈，兩圈相套，圖 8-54-3。

●第 55 套

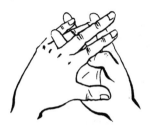

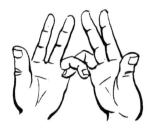

右手無名指從左手中指、無
名指間伸出，圖 8-55-1。

右手無名回勾左手無名指，
圖 8-55-2。

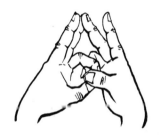

兩手無名指各與拇指相碰成
圈，兩圈相套，圖 8-55-3。

●第 56 套

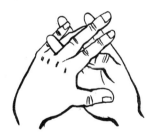

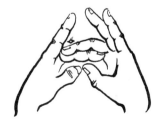

右手無名指再從左手中指、
無名指間伸出，圖 8-56-1。

右手無名指回勾左手中指，
圖 8-56-2。

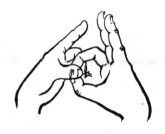

右手無名指和左手中指各與拇指相
碰成圈，兩圈相套，圖 8-56-3。

●第 57 套

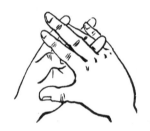

左手無名指從右手中指、無
名指間伸出，圖 8-57-1。

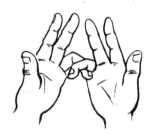

左手無名指回勾右手無名指
，圖 8-57-2。

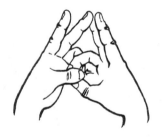

兩手無名指各與拇指相碰成
圈，兩圈相套，圖 8-57-3。

●第 58 套

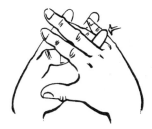

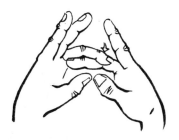

左手無名指再從右手中指、
無名指間伸出，圖 8-58-1。

左手無名指回勾右手中指，
圖 8-58-2。

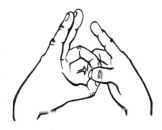

左手無名指和右手中指各與拇指相
碰成圈，兩圈相套，圖 8-58-3。

●第 59 套

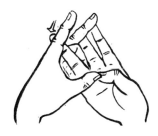

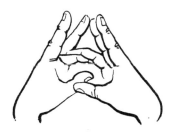

右手無名指從左手食指、中
指間伸出，圖 8-59-1。

右手無名指回勾左手中指，
圖 8-59-2。

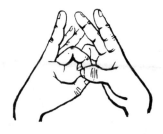

右手無名指和左手中指各與拇指相
碰成圈，兩圈相套，圖 8-59-3。

●第 60 套

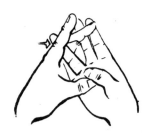

右手無名指再從左手食指、
中指間伸出，圖 8-60-1。

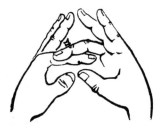

右手無名指回勾左手食指，
圖 8-60-2。

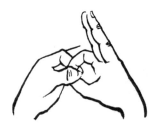

右手無名指和左手食指各與拇指相
碰成圈，兩圈相套，圖 8-60-3。

●第 61 套

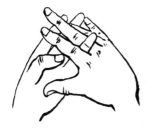

左手無名指從右手食指、
中指間伸出，圖 8-61-1。

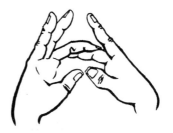

左手無名指回勾右手中指，
圖 8-61-2。

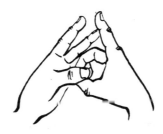

左手無名指和右手中指各與拇指相
碰成圈，兩圈相套，圖 8-61-3。

●第 62 套

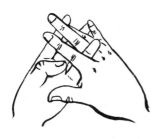

左手無名指再從右手食指、
中指間伸出，圖 8-62-1。

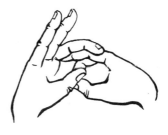

左手無名指回勾右手食指，
圖 8-62-2。

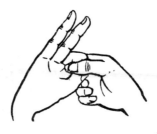

左手無名指和右手食指各與拇指相
碰成圈，兩圈相套，圖 8-62-3。

●第 63 套

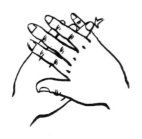

左手中指從右手無名指、
小指間伸出，圖 8-63-1。

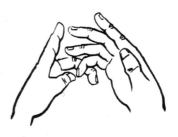

左手中指回勾右手小指，
圖 8-63-2。

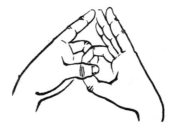

左手中指和右手小指各與拇指相碰
成圈，兩圈相套，圖 8-63-3。

●第 64 套

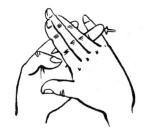

左手中指再從右手無名指、
小指間伸出，圖 8-64-1。

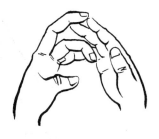

左手中指回勾右手無名指，
圖 8-64-2。

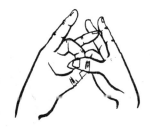

左手中指和右手無名指各與拇指相
碰成圈，兩圈相套，圖 8-64-3。

●第 65 套

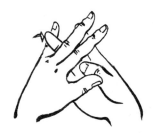

右手中指從左手無名指、
小指間伸出，圖 8-65-1。

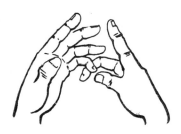

右手中指回勾左手小指。
圖 8-65-2。

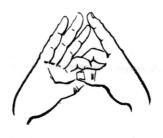

右手中指和左手小指各與拇指相碰
成圈，兩圈相套，圖 8-65-3。

●第 66 套

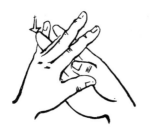

右手中指再從左手無名指、
小指間伸出，圖 8-66-1。

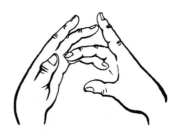

右手中指回勾左手無名指，
圖 8-66-2。

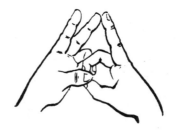

右手中指和左手無名指各與拇指相
碰成圈，兩圈相套，圖 8-66-3。

●第 67 套

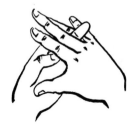

左手中指從右手中指、無
名指間伸出，圖 8-67-1。

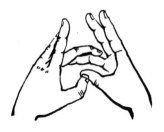

左手中指回勾右手無名指，
圖 8-67-2。

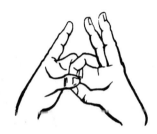

左手中指與右手無名指各與拇指相
碰成圈，兩圈相套，圖 8-67-3。

●第 68 套

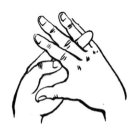

左手中指再從右手中指、無
名指間伸出，圖 8-68-1。

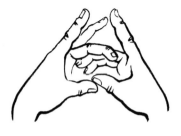

左手中指回勾右手中指，
圖 8-68-2。

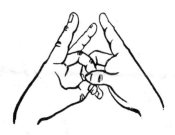

兩手中指各與拇指相碰成
圈，兩圈相套，圖 8-68-3。

●第 69 套

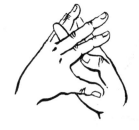

右手中指從左手中指、無
名指間伸出，圖 8-69-1。

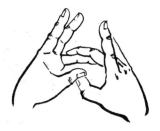

右手中指回勾左手無名指，
圖 8-69-2。

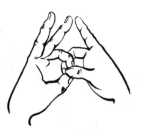

右手中指與左手無名指各與拇指相
碰成圈，兩圈相套，圖 8-69-3。

●第 70 套

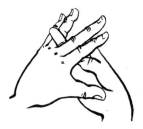

右手中指再從左手中指、無
名指間伸出，圖 8-70-1。

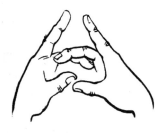

右手中指回勾左手中指，
圖 8-70-2。

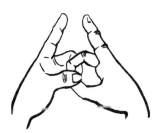

兩手中指各與拇指相碰成
圈，兩圈相套，圖 8-70-3。

●第 71 套

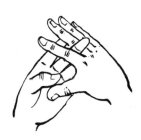

左手中指從右手食指、中
指間伸出，圖 8-71-1。

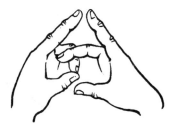

左手中指回勾右手中指，
圖 8-71-2。

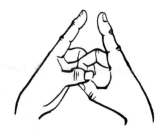

兩手中指各與拇指相碰成圈
，兩圈相套，圖 8-71-3。

●第 72 套

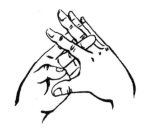

左手中指再從右手食指、
中指間伸出，圖 8-72-1。

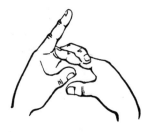

左手中指回勾右手食指，
圖 8-72-2。

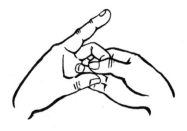

左手中指和右手食指各與拇指相
碰成圈，兩圈相套，圖 8-72-3。

●第 73 套

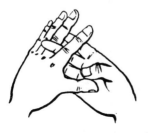

右手中指從左手食指、中指間伸出，圖 8-73-1。

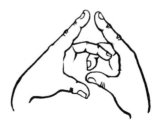

右手中指回勾左手中指，圖 8-73-2。

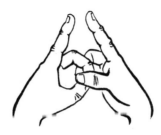

兩手中指各與拇指相碰成圈，兩圈相套，圖 8-73-3。

●第 74 套

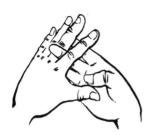

右手中指再從左手食指、中指間伸出，圖 7-74-1。

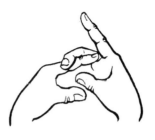

右手中指回勾左手食指，圖 8-74-2。

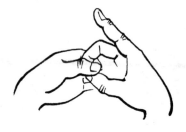

右手中指和左手食指各與拇指相
碰成圈，兩圈相套，圖 8-74-3。

●第 75 套

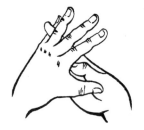

右手食指從左手小指、無名
指間伸出，圖 8-75-1。

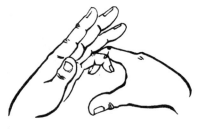

右手食指回勾左手小指，
圖 8-75-2。

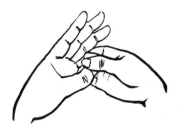

右手食指和左手小指各與拇指相
碰成圈，兩圈相套，圖 8-75-3。

●第 76 套

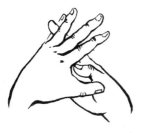

右手食指再從左手小指、
無名指間伸出，8-76-1。

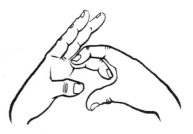

右手食指回勾左手無名指，
圖 8-76-2。

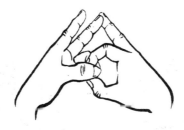

右手食指和左手無名指各與拇指相
碰成圈，兩圈相套，圖 8-76-3。

●第 77 套

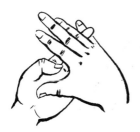

左手食指從右手小指、無名
指間伸出，圖 8-77-1。

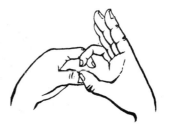

左手食指回勾右手小指，
圖 8-77-2。

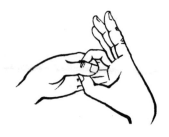

左手食指和右手小指各與拇指相
碰成圈，兩圈相套，圖 8-77-3。

●第 78 套

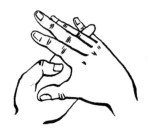

左手食指再從右手小指、無
名指間伸出，圖 8-78-1。

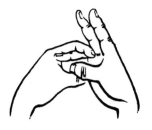

左手食指回勾右手無名指，
圖 8-78-2。

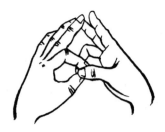

左手食指和右手無名指各與拇指相碰
成圈，兩圈相套，圖 8-78-3。

●第 79 套

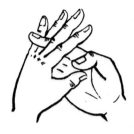

右手食指從左手中指、無名指間伸出，圖 8-79-1。

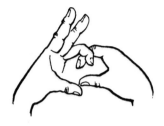

右手食指回勾左手無名指，圖 8-79-2。

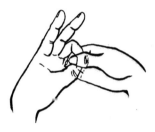

右手食指和左手無名指各與拇指相碰成圈，兩圈相套，圖 8-79-3。

●第 80 套

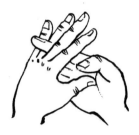

右手食指再從左手中指、無名指間伸出，8-80-1。

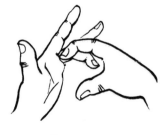

右手食指回勾左手中指，圖 8-80-2。

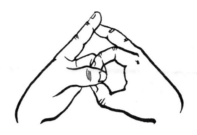

右手食指和左手中指各與拇指相碰
成圈，兩圈相套，圖 8-80-3。

●第 81 套

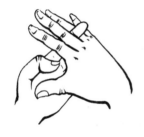

左手食指從右手中指、無
名指間伸出，圖 8-81-1。

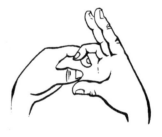

左手食指回勾右手無名指，
圖 8-81-2。

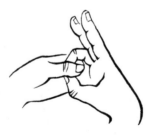

左手食指和右手無名指各與拇指相
碰成圈，兩圈相套，圖 8-81-3。

●第 82 套

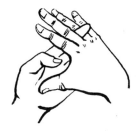

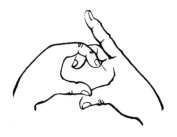

左手食指再從右手中指、
無名指間伸出，8-82-1。

左手食指回勾右手中指，
圖 8-82-2。

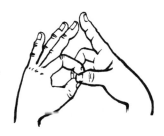

左手食指和右手中指各與拇指相碰
成圈，兩圈相套，圖 8-82-3。

●第 83 套

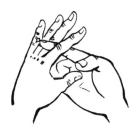

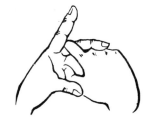

右手食指從左手食指、中
指間伸出，圖 8-83-1。

右手食指回勾左手中指，
圖 8-83-2。

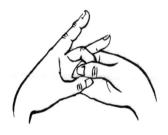

右手食指和左手中指各與拇指相碰
成圈，兩圈相套，圖 8-83-3。

●第 84 套

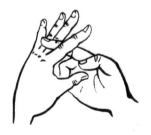

右手食指再從左手食指、
中指間伸出，圖 8-84-1。

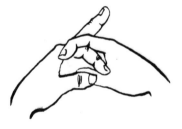

右手食指回勾左手食指，
圖 8-84-2。

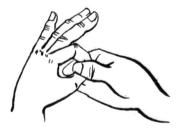

兩手食指各與拇指相碰成
圈，兩圈相套，圖 8-84-3。

●第 85 套

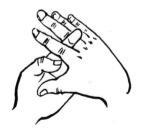

左手食指從右手食指、中
指間伸出，圖 8-85-1。

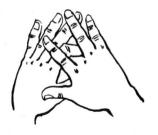

左手食指回勾右手中指，
圖 8-85-2。

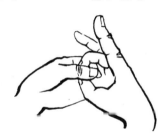

左手食指和右手中指各與拇指相
碰成圈，兩圈相套，圖 8-85-3。

●第 86 套

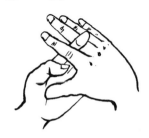

左手食指再從右手食指、中
指間伸出，圖 8-86-1。

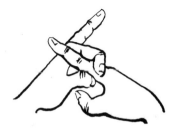

左手食指回勾右手食指，
圖 8-86-2。

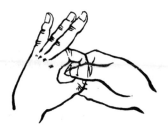

兩手食指各與拇指相碰成
圈，兩圈相套，圖 8-86-3。

●第 87 套

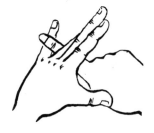

右手食指從左手無名指、
小指間伸出，圖 8-87-1。

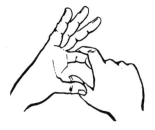

右手食指回勾左手小指，
圖 8-87-2。

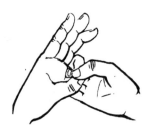

右手食指和左手小指各與拇指相
碰成圈，兩圈相碰，圖 8-87-3。

●第 88 套

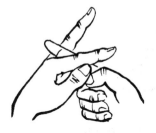

右手食指從左手食指、中
指間伸出，圖 8-88-1。

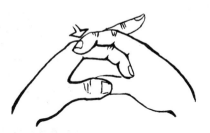

右手食指回勾左手食指，
圖 8-88-2。

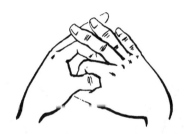

右手食指和左手食指各與拇指相碰
成圈，兩圈相套，圖 8-88-3。

●第 89 套

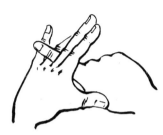

右手食指從左手中指、無
名指間伸出，圖 8-89-1。

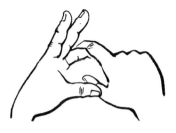

右手食指回勾左手無名指，
圖 8-89-2。

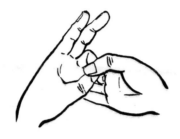

右手食指和左手無名指各與拇指相
碰成圈，兩圈相套，圖 8-89-3。

●第 90 套

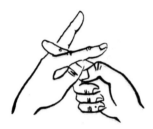

右手食指從左手中指、食
指間伸出，圖 8-90-1。

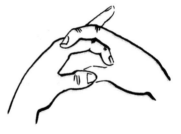

右手食指回勾左手食指，
圖 8-90-2。

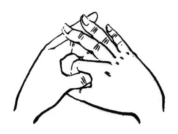

右手食指和左手食指各與拇指相碰
成圈，兩圈相套，圖 8-90-3。

●第 91 套

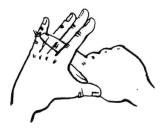 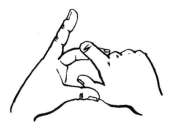

右手食指從左手食指、中
指間伸出，圖 8-91-1。

右手食指回勾左手中指，
圖 8-91-2。

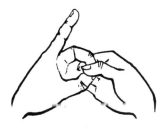

右手食指和左手中指各與拇指相
碰成圈，兩圈相套，8-91-3。

●第 92 套

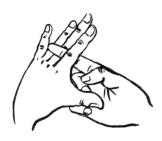 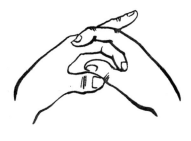

右手食指再從左手食指、
中指間伸出，圖 8-92-1。

右手食指回勾左手食指，
圖 8-92-2。

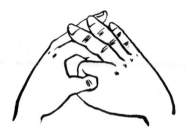

兩手食指各與拇指相碰成圈
，兩圈相套，圖 8-92-3。

●第 93 套

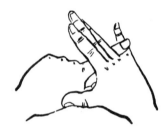

左手食指從右手無名指、
小指間伸出，圖 8-93-1。

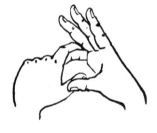

左手食指回勾右手小指，
圖 8-93-2。

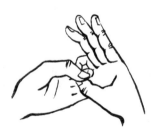

左手食指和右手小指各與拇指相碰
成圈，兩圈相套，圖 8-93-3。

●第 94 套

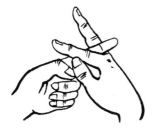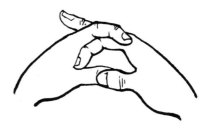

左手食指從右手食指、中
指間伸出，圖 8-94-1。

左手食指回勾右手食指，
圖 8-94-2。

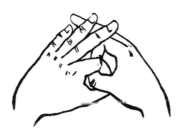

兩手食指各與拇指相碰成圈，
兩圈相套，圖 8-94-3。

●第 95 套

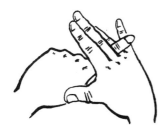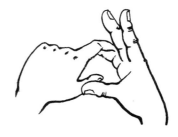

左手食指從右手中指、無
名指間伸出，圖 8-95-1。

左手食指回勾右手無名指，
圖 8-95-2。

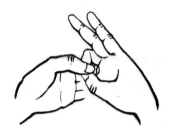

左手食指和右手無名指各與拇指相碰
成圈，兩圈相套，圖 8-95-3。

●第 96 套

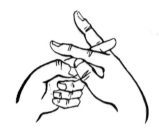

左手食指從右手食指、中
指間伸出，圖 8-96-1。

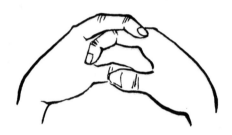

左手食指回勾右手食指，
圖 8-96-2。

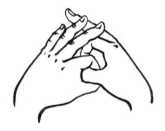

兩手食指各與拇指相碰成圈，
兩圈相套，圖 8-96-3。

●第 97 套

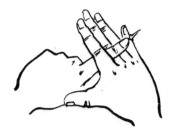 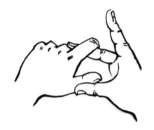

左手食指再從右手食指、
中指間伸出，圖 8-97-1。

左手食指回勾右手中指，
圖 8-97-2。

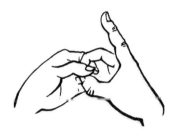

左手食指和右手中指各與拇指相碰
成圈，兩圈相套，圖 8-97-3。

●第 98 套

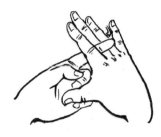 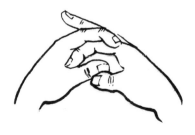

左手食指再從右手食指、
中指間伸出，圖 8-98-1。

左手食指回勾右手食指，
圖 8-98-2。

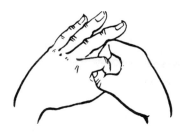

兩手食指各與拇指相碰成圈，
兩圈相套，圖 8-98-3。

●第 99 套

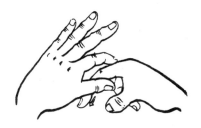

右手食指從左手拇指下面
伸出，圖 8-99-1。

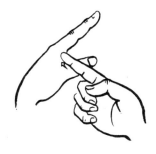

右手手心轉向上，食指在左
手拇指上前伸，圖 8-99-2。

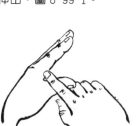

右手心轉向下，回勾左手
拇指，圖 8-99-3。

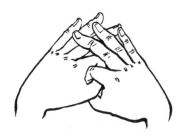

兩手食指和拇指相碰成圈
，兩圈相套，圖 8-99-4。

●第 100 套

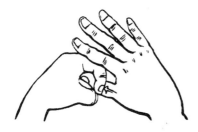

左手食指向內繞右手拇指
一圈，圖 8-100-1。

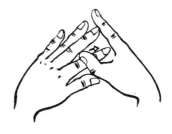

左手心轉向下，食指在右手
拇指下前伸，圖 8-100-2。

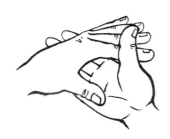

左手也隨著繼續前伸，
圖 8-100-3。

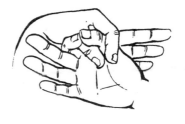

兩手心轉向內，兩手拇指和食
指相碰成圈，兩圈相套，形成
一個優美的造型，圖 8-100-4。

強身健腦
手 指 運 動
（下篇）

九、手指舞

「手指舞」是手指操的變化和發展。手指舞有機地揉進太極拳，具有一定的藝術性和觀賞價值，舞起來給人以美的享受。適用於七歲以上兒童。

第一套：纏繞運動

重在兩隻手，十個指頭，靈活運轉，相互纏繞柔美飄逸，如花似舞，行雲流水，綿綿不斷，使 41 個關節、39 條肌肉都得到充分運動，並帶動腕、肘、肩以及腰腿關節一道運動。

（一）彩蝶紛飛

兩手四指併攏，向各個方向變屈、扇動，上下輪番和拇指相碰，如彩蝶一雙，撲打翅膀，翩翩起舞。

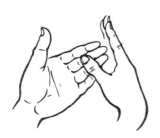

右手拇指和左手四指相碰，圖 9-1-1。

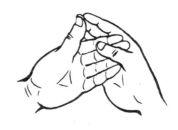

左手拇指上移和右手四指相碰，圖 9-1-2。

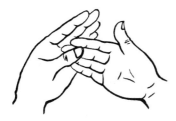

右手拇指和左手四指分
開，圖 9-1-3。

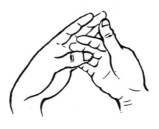

右手拇指和左手四指移上
面再相碰，圖 9-1-4。

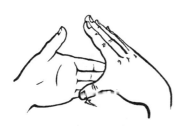

左手四指轉向下，和右手
拇指相碰，圖 9-1-5。

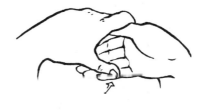

右手四指轉向下和左手拇
指相碰，圖 9-1-6。

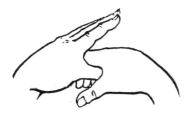

左手四指和右手拇指分開，
圖 9-1-7。

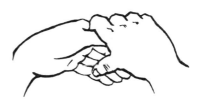

左手四指轉到下面，再和右手
拇指相碰，（如此反覆循環）
圖 9-1-8。

（二）鶯歌燕舞

十個指頭，柔美靈巧地彎曲伸展，分別與相對手拇指相互接觸，宛如銀燕在飄搖的柳絲中穿梭飛舞。

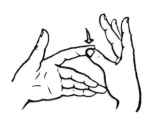

右手拇指和左手食指相碰，
圖 9-2-1。

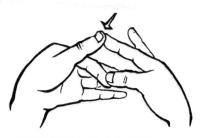

左手拇指和右手食指相碰，
圖 9-2-2。

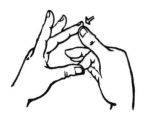

右手拇指和左手中指相碰，
圖 9-2-3。

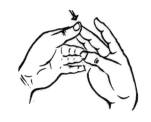

左手拇指和右手中指相碰，
圖 9-2-4。

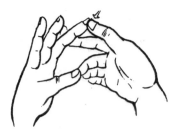

右手拇指和左手無名指相碰，
圖 9-2-5。

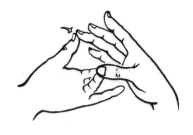

左手拇指和右手無名指相碰，
圖 9-2-6。

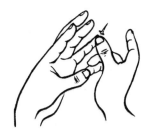

右手拇指和左手小指相碰，
圖 9-2-7。

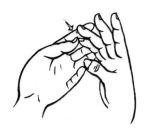

左手拇指和右手小指相碰，
圖 9-2-8。

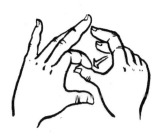

手心轉向下，右手拇指和左
手食指相碰，圖 9-2-9。

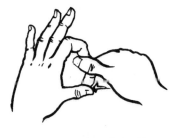

左手拇指和右手食指相碰，
圖 9-2-10。

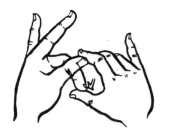

右手拇指和左手中指相碰，
圖 9-2-11。

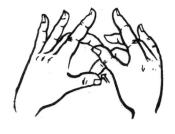

左手拇指和右手中指相碰，
圖 9-2-12。

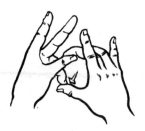

右手拇指和左手無名指相碰，
圖 9-2-13。

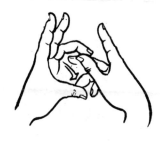

左手拇指和右手無名指相碰，
圖 9-2-14。

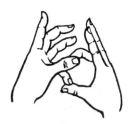

右手拇指和左手小指相碰，
圖 9-2-15。

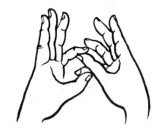

左手拇指和右手小指相碰，
圖 9-2-16。

（三）落葉秋風

雙手每一個手指交錯分別下打、上挑對方的拇指，
如秋風陣陣，落葉紛飛。

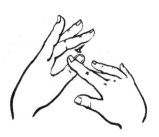

右手食指下打左手拇指，
圖 9-3-1。

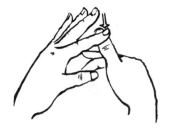

左手食指下打右手拇指，
圖 9-3-2。

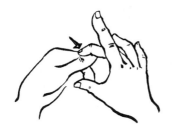

右手中指打左手拇指，
圖 9-3-3。

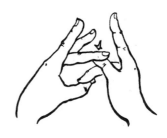

左手中指打右手拇指，
圖 9-3-4。

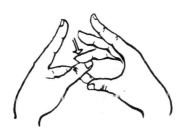

右手無名指打左手拇指，
圖 9-3-5。

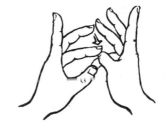

左手無名指打右手拇指，
圖 9-3-6。

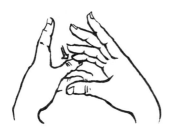

右手小指打左手拇指，
圖 9-3-7。

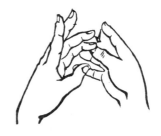

左手小指打右手拇指，
圖 9-3-8。

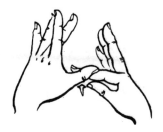

右手食指上挑左手拇指，
圖 9-3-9。

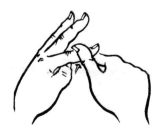

左手食指上挑右手拇指，
圖 9-3-10。

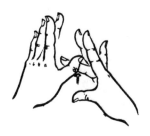

右手中指上挑左手拇指，
圖 9-3-11。

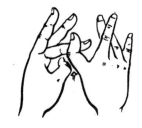

左手中指上挑右手拇指，
圖 9-3-12。

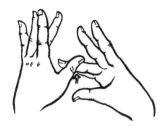

右手無名指上挑左手拇指，
圖 9-3-13。

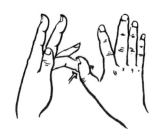

左手無名指上挑右手拇指，
圖 9-3-14。

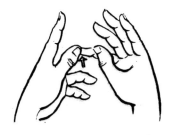

右手小指上挑左手拇指，
圖 9-3-15。

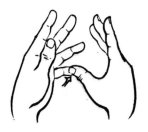

左手小指上挑右手拇指，
圖 9-3-16。

（四）雨掃柳梢

兩手巧妙互握對手的拇指，兩手腕也隨著彎曲，如雨中楊柳搖來擺去。

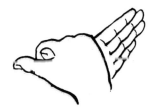

右手四指握左手拇指，
圖 9-4-1。

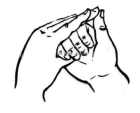

左手四指翻上來先碰住右手
拇指，圖 9-4-2。

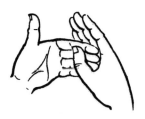

右手四指鬆開左手拇指，
圖 9-4-3。

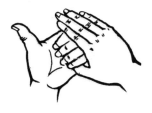

左手四指握住右手拇指，右手
四指前伸，再碰左手拇指，
圖 9-4-4。

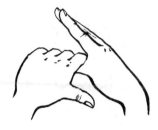

手心向下，左手四指向下
握右手拇指，圖 9-4-5。

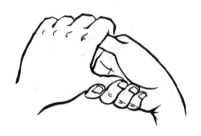

右手四指向下握左手拇指，
圖 9-4-6。

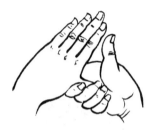

左手四指放開右手拇指，
圖 9-4-7。

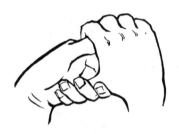

轉到下面，再握右手拇指，
圖 9-4-8。

（五）群禽展翅

兩手相互拍打對手的各個部位，使其四面翻騰，八方
轉動，如群鳥展翅，飛向藍天。

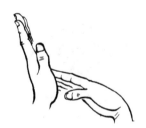

右手四指橫拍左手心，
圖 9-5-1。

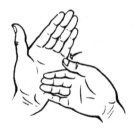

右手拇指點在左手的圖上部
位，圖 9-5-2。

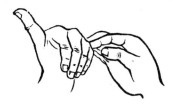

右手四指拍左手背，左手四
指向前彎曲，圖 9-5-3。

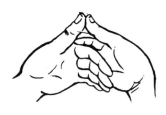

右手拇指前伸和左手拇指
相碰，圖 9-5-4。

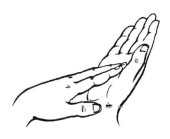

左手四指拍右手心，
圖 9-5-5。

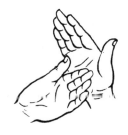

左手拇指點在右手圖上的部
位，圖 9-5-6。

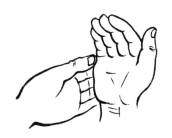

左手四指拍右手背，右手四
指同時向前彎曲，圖 9-5-7。

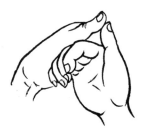

左手拇指前伸和右手拇指
相碰，圖 9-5-8。

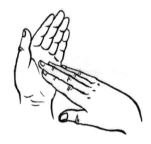

右手四指豎拍左手心，
圖 9-5-9。

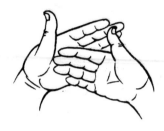

右手拇指頂向左手中指，
圖 9-5-10。

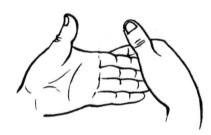

右手四指拍左手四指背面，
圖 9-5-11。

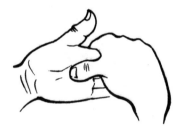

右手拇指按左手手心，
圖 9-5-12。

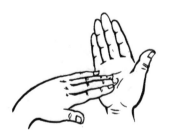

左手四指豎拍右手心，
圖 9-5-13。

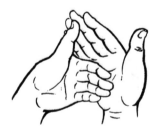

左手拇指頂向右手中指，
圖 9-5-14。

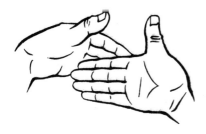

左手四指拍右手四指背面，
圖 9-5-15。

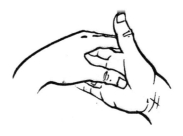

左手拇指按右手手心，
圖 9-5-16。

（六）風雨交加

四指併攏，從左右兩邊輪番向下拍打對手的拇指，
兩手順勢翻轉滾動。

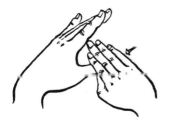

右手四指拍打左手拇指，
圖 9-6-1。

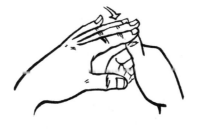

右手拇指向前伸，左手再拍
打右手拇指，圖 9-6-2。

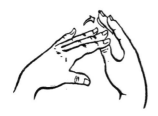

右手四指和左手拇指分開，
圖 9-6-3。

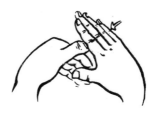

右手四指翻上來，再拍打左
手拇指，圖 9-6-4。

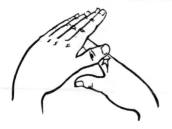

右手四指向上挑左手拇指，
圖 9-6-5。

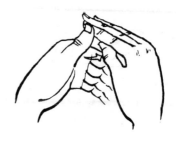

左手四指彎到下面再向上
挑右手拇指，圖 9-6-6。

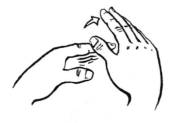

右手四指和左手拇指分開，
圖 9-6-7。

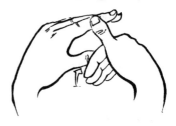

右手四指轉到下面，再向上
挑左手拇指，圖 9-6-8。

（七）對羊頂角

兩個大拇指相互反覆頂碰，其他手指依次相互彎曲
勾纏。

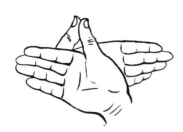

手心向內，拇指相頂，
圖 9-7-1。

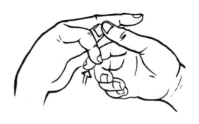

食指相互勾纏，圖 9-7-2。

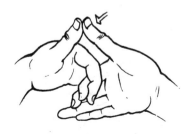

拇指在下面分開，轉到上面再相頂，圖 9-7-3。

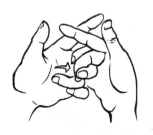

中指相互勾纏，圖 9-7-4。

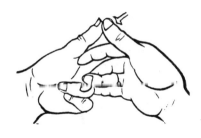

拇指上面再相頂，圖 9-7-5。

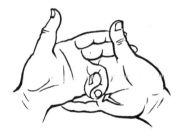

無名指相勾纏，圖 9-7-6。

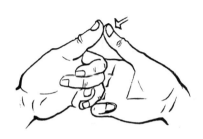

拇指上面再相頂，圖 9-7-7。

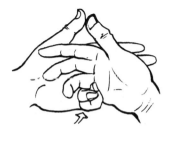

小指相互勾纏，圖 9-7-8。

（八）雙鳳朝陽

拇指、食指相靠形成鳳眼，其餘三指豎起如鳳尾，兩手相互咬緊，正反左右，自如運轉。

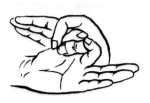

拇指食指相互成圈，兩圈相套，圖 9-8-1。

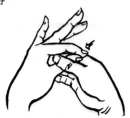

左手拇指、食指分開，由手心向上轉到手心向下拇指、食指再相碰，圖 9-8-2。

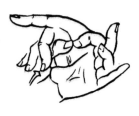

右手拇指與、食指分開由手心向下轉到手心向上，中指與拇指相碰，圖 9-8-3。

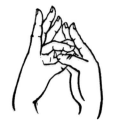

左手拇指、食指分開轉到手心相對，拇指、中指相碰，圖 9-8-4。

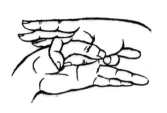

右手再翻上來，無名指和拇指相碰，圖 9-8-5。

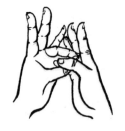

左手再轉上來，無名指和拇指相碰，圖 9-8-6。

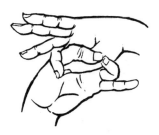

右手翻上來，小指和拇指
相碰，圖 9-8-7。

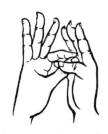

左手小指和拇指相碰，
圖 9-8-8。

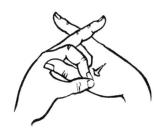

左手食指、拇指形成一圈，右
手拇指套進圈中，圖 9-8-9。

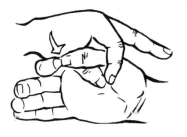

右手食指向裡轉與拇指套
成圈，圖 9-8-10。

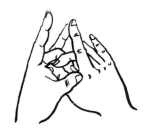

右手拇指、食指分開，左手
向下轉，拇指與中指套成圈
，圖 9-8-11。

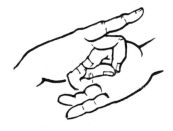

右手中指向裡轉與拇指套
成圈，圖 9-8-12。

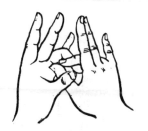

左手拇指、中指分開,左手
向下轉,拇指與無名指套成
圈,圖 9-8-13。

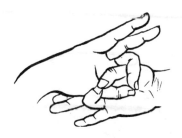

右手無名指向裡轉,與拇
指套成圈,圖 9-8-14。

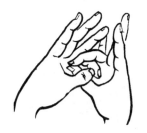

右手拇指無名指分開,左手
向下轉,拇指與小指套成圈
,圖 9-8-15。

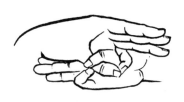

右手小指向裡轉,與拇指
套成圈,圖 9-8-16。

（九）盤根錯節

兩手指根部順序相互正反緊緊纏繞,如古樹盤根,縱
橫交錯。

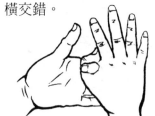

右手拇指緊纏左手食指第
三節,圖 9-9-1。

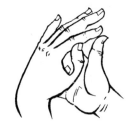

左手拇指緊纏右手食指,
圖 9-9-2。

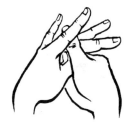

右手拇指緊纏左手中指，
圖 9-9-3。

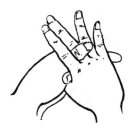

左手拇指緊纏右手中指，
圖 9-9-4。

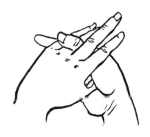

右手拇指再纏左手無名指，
圖 9-9-5。

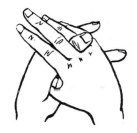

左手拇指緊纏右手無名指，
圖 9-9-6。

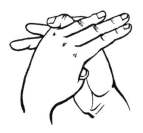

右手拇指纏左手的小指，
圖 9-9-7。

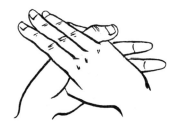

左手拇指緊纏右手的小指，
圖 9-9-8。

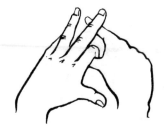

手心向下左手食指下勾
右手拇指，圖 9-9-9。

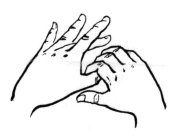

右手食指下勾左手拇指，
圖 9-9-10。

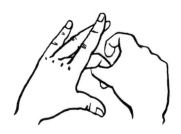

左手中指向下勾右手拇
指，圖 9-9-11。

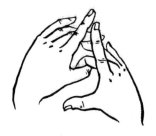

右手中指下勾左手拇指，
圖 9-9-12。

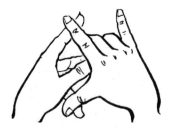

左手無名指向下勾右手拇
指，圖 9-9-13。

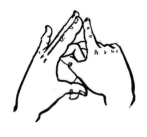

右手無名指下勾，左手拇指，
圖 9-9-14。

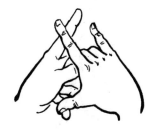

左手小指向下勾右手拇指，
圖 9-9-15。

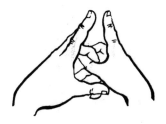

右手小指向下勾左手拇指，
圖 9-9-16。

（十）風捲殘雲

兩手相互在手心、手背上，捲曲伸展，同時上下翻動，如風捲殘雲。

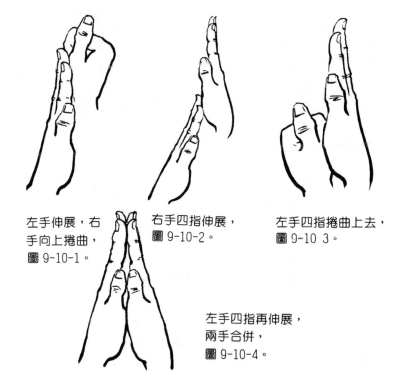

左手伸展，右
手向上捲曲，
圖 9-10-1。

右手四指伸展，
圖 9-10-2。

左手四指捲曲上去，
圖 9-10 3。

左手四指再伸展，
兩手合併，
圖 9-10-4。

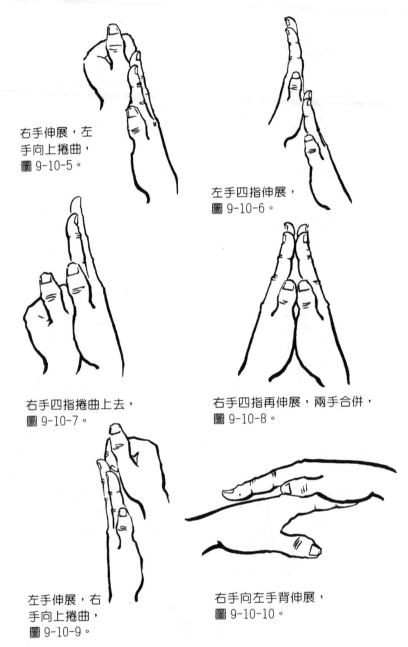

右手伸展，左
手向上捲曲，
圖 9-10-5。

左手四指伸展，
圖 9-10-6。

右手四指捲曲上去，
圖 9-10-7。

右手四指再伸展，兩手合併，
圖 9-10-8。

左手伸展，右
手向上捲曲，
圖 9-10-9。

右手向左手背伸展，
圖 9-10-10。

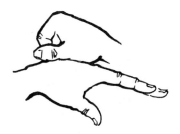

右手再向前捲，圖 9-10-11。

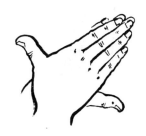

指尖轉向前，右手在左手背
上向前伸展，圖 9-10-12。

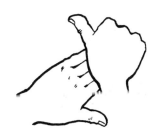

右手向前捲，圖 9-10-13。

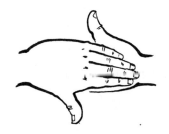

右手轉到左手下向前伸展，
圖 9-10-14。

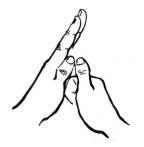

左手轉過來向上伸展，右
手捲曲，圖 9-10-15。

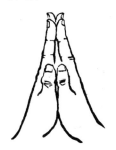

兩手合併，
圖 9-10-16。

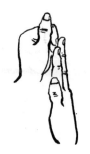

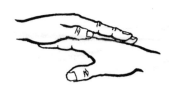

手伸展，左手向上捲曲，
圖 9-10-17。

左手向右手背伸展，
圖 9-10-18。

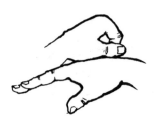

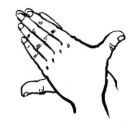

左手再向前捲曲，
圖 9-10-19。

指尖轉向前，左手在右手背
上向前伸展，圖 9-10-20。

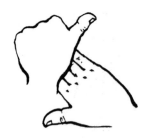

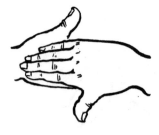

左手向前捲曲，
圖 9-10-21。

左手轉到右手下向前伸展，
圖 9-10-22。

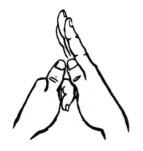

右手轉過來向上伸展，左
手捲曲，圖 9-10-23。

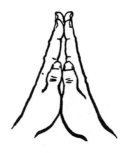

兩手合併，圖 9-10-24。

（十一）十童嬉戲

　　兩手四指與拇指依次壓倒對方的每一個手指，如十
童相互追逐嬉戲。

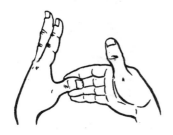

右手四指壓左手拇指，
圖 9-11-1。

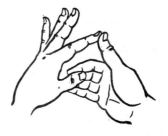

右手拇指和左手食指相碰，
圖 9-11-2。

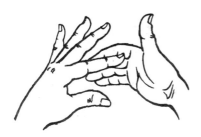

右手四指壓左手食指，
圖 9-11-3。

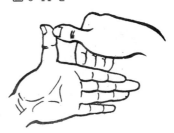

右手拇指與左手拇指相碰，
圖 9-11-4。

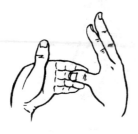

左手四指壓右手拇指，
圖 9-11-5。

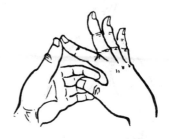

左手拇指和右手食指相碰，
圖 9-11-6。

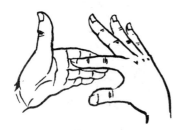

左手四指壓右手食指，
圖 9-11-7。

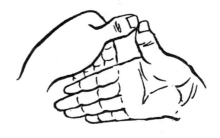

左手拇指和右手拇指相碰，
圖 9-11-8。

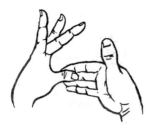

右手四指壓左手拇指，
圖 9-11-9。

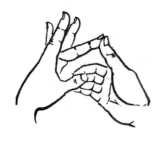

右手拇指和左手中指相碰，
圖 9-11-10。

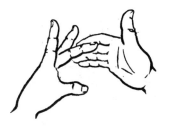

右手四指壓左手中指，
圖 9-11-11。

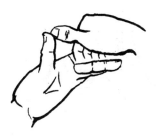

右手拇指和左手拇相碰，
圖 9-11-12。

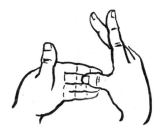

左手四指壓右手拇指，
圖 9-11-13。

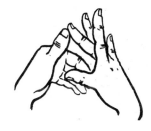

左手拇指和右手中指相碰，
圖 9-11-14。

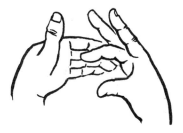

左手四指壓右手中指，
圖 9-11-15。

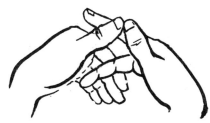

左手拇指和右手拇指相碰，
圖 9-11-16。

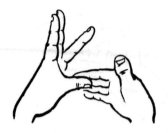

右手四指壓左手拇指，
圖 9-11-17。

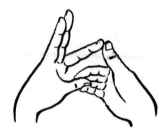

右手拇指和左手無名指相碰，
圖 9-11-18。

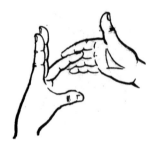

右手四指壓左手無名指，
圖 9-11-19。

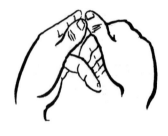

右手拇指與左手拇指相碰，
圖 9-11-20。

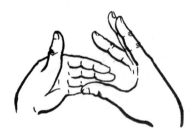

左手四指壓右手拇指，
圖 9-11-21。

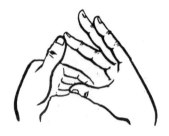

左手拇指和右手無名指相碰，
圖 9-11-22。

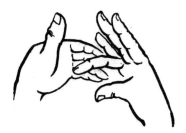

左手四指壓右手無名指，
圖 9-11-23。

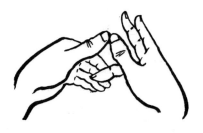

左手拇指和右手拇指相碰，
圖 9-11-24。

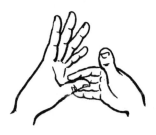

右手四指壓左手拇指，
圖 9-11-25。

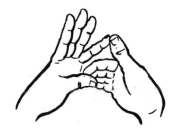

右手拇指和左手小指相碰，
圖 9-11-26。

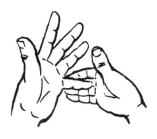

右手四指壓左手小指，
圖 9-11-27。

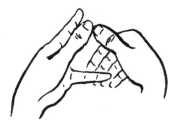

右手拇指與左手拇指相碰，
圖 9-11-28。

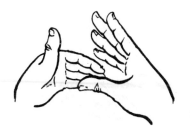

左手四指壓右手拇指，
圖 9-11-29。

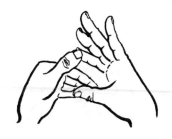

左手拇指和右手小指相碰，
圖 9-11-30。

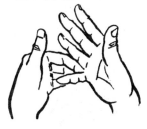

左手四指壓右手小指，
圖 9-11-31。

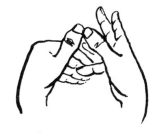

左手拇指和右手拇指相碰，
圖 9-11-32。

（十二）飛針點穴

兩手上下翻騰，互用中指、拇指點對手的中衝、大陵、中泉等穴位，以促進心臟的功能。

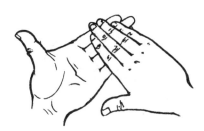

右手指拍左手指，
圖 9-12-1。

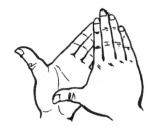

右手拇指點左手大陵穴位，
圖 9-12-2。

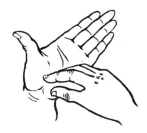

右手四指回收靠近拇指與
手掌相碰，圖 9-12-3。

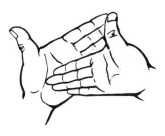

右手拇指前伸與左手中指相
碰，圖 9-12-4。

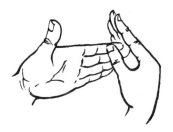

右手四指轉上來拍左手中
指中衝穴位，圖 9-12-5。

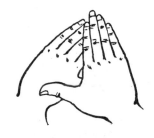

左手背轉向上，右手拇指點
左手中泉穴位，圖 9-12-6。

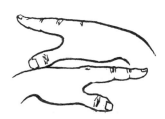

左手向內擺動，由手心向下
轉到手心向上，圖 9-12-7。

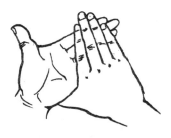

右手拍在左手上，
圖 9-12-8。

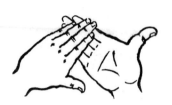

左手指拍右手指，
圖 9-12-9。

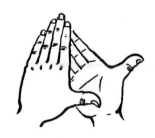

左手拇指點在右手大陵穴
位，圖 9-12-10。

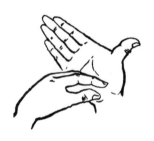

左手四指回收靠近拇指與
手掌相碰，圖 9-12-11。

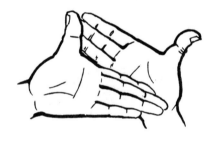

左手指前伸與右手中指相碰，
圖 9-12-12。

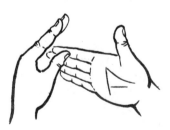

左手四指轉上來拍左手中
指中衝穴位，圖 9-12-13。

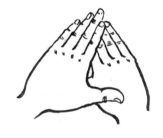

右手背轉向上左手拇指點右
手背中泉穴位，圖 9-12-14。

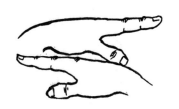

右手向內擺動由手心向下轉
到手心向上，圖 9-12-15。

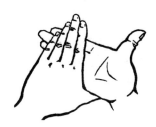

左手拍在右手上，
圖 9-12-16。

第二套　拱捲運動

灑脫自如，舒展輕鬆，前拱後進，宛若游龍，搖頭
擺尾，時屈時伸，滾翻架疊，八面生風，舒經活絡，血
氣貫通。巧妙多姿的手指運動，來源於大腦的指揮，反
過來又促進大腦的發育。

（十三）單刀直入

兩手四指併攏交替向前拱進，如刀似劍向前插入。

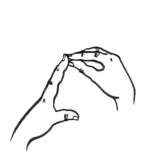

兩手拇指分開，右手拇指移向上
和左手食指相碰，圖 9-13-1。

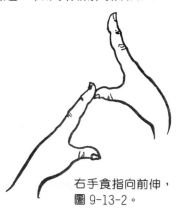

右手食指向前伸，
圖 9-13-2。

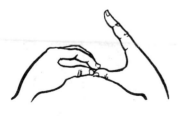

左手拇指前移，與右手拇指相碰，圖 9-13-3。

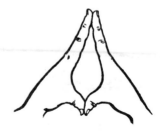

左手四指向前伸，圖 9-13-4。

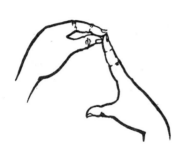

左手四指移向前和右手食指相碰，圖 9-13-5。

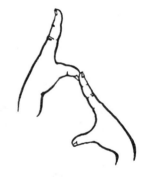

左手食指向前伸，圖 9-13-6。

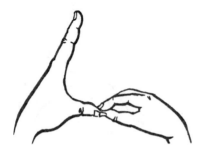

右手拇指前移，與左手拇指相碰，圖 9-13-7。

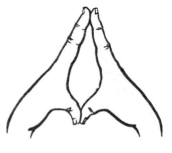

右手食指向前伸，圖 9-13-8。

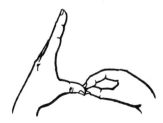

右手食指向回收與左手拇
指相碰，圖 9-13-9。

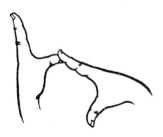

右手拇指向後伸，圖 9-13-10。

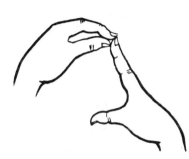

左手食指回收與右手食指相
碰，圖 9-13-11。

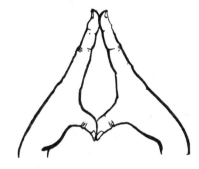

左手拇指與右手拇指相碰，
圖 9-13-12。

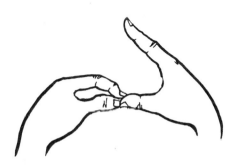

左手食指回收與右手拇指相
碰，圖 9-13-13。

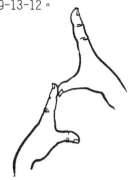

左手拇指向回伸展，
圖 9-13-14。

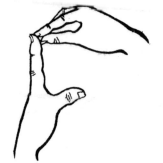

右手食指回收與左手食指
相碰，圖 9-13-15。

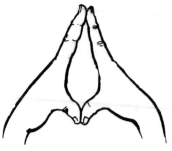

右手拇指回伸兩拇指相碰，
圖 9-13-16。

（十四）雙龍戲水

　　兩手橫在胸前，正反交替彎曲，左右伸展如二龍相
鬥，波濤起伏。

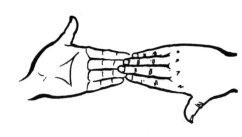

右手心向下，左手心向上
，指尖相碰，圖 9-14-1。

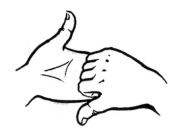

右手四指向前捲曲，圖 9-14-2。

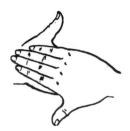

右手四指向前伸展，
圖 9-14-3。

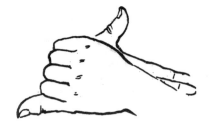

右手以指尖為支點，再向前
彎曲，圖 9-14-4。

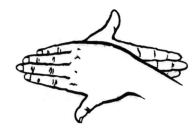

右手再向前伸展，
圖 9-14-5。

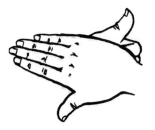

左手在下面彎曲四指，
圖 9-14-6。

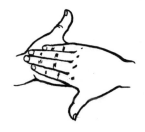

左手在下面向後退，
圖 9-14-7。

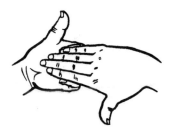

左手再彎曲，四指再退縮恢
復到圖 9-14-1，圖 9-14-8。

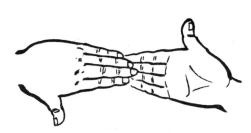

左手心向下，右手心向上，
指尖相碰，圖 9-14-9。

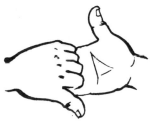

左手四指向前捲曲，
圖 9-14-10。

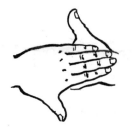

左手四指向前伸展，
圖 9-14-11。

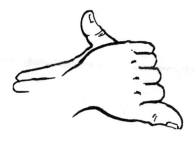

左手以指尖為支點，再向前
彎曲，圖 9-14-12。

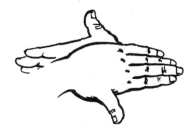

左手再向前伸展，圖 9-14-13。

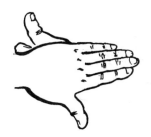

右手在下面彎曲四指，
圖 9-14-14。

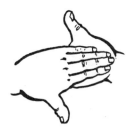

右手下面向後退，
圖 9-14-15。

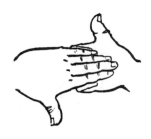

右手再彎曲，四指再退縮恢
復到圖 9-14-9，圖 9-14-16。

（十五）扶搖直上

兩手向上，相互用拇指、四指拱捲，原地左右運動，宛如不停地節節上升。

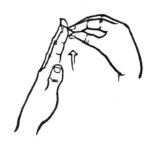

右手指向上靠近左四指，
圖 9-15-1。

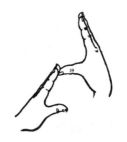

右手四指向上伸展，
圖 9-15-2。

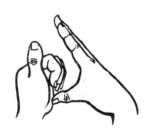

左手以右手拇指為支點向
上捲屈，圖 9-15-3。

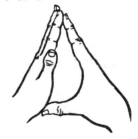

左手掌靠右手拇指四指向上
伸展，圖 9-15-4。

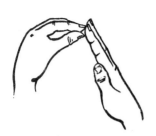

左手上移靠近右手四指，
圖 9-15-5。

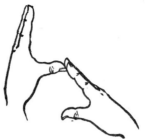

左手四指向前伸展，
圖 9-15-6。

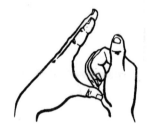

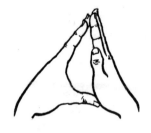

右手向上捲曲，圖 9-15-7。

右手掌靠左手拇指、四指向
上伸展，圖 9-15-8。

（十六）兩雞相鬥

　　兩手橫胸前，拇指、中指交替橫向前拱，一伸一屈，
忽左忽右。

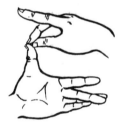

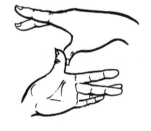

右手心向下左手心向裡，
右手中指、拇指和左手拇
指相碰，圖 9-16-1。

右手中指前伸，
圖 9-16-2。

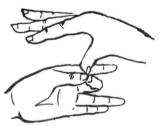

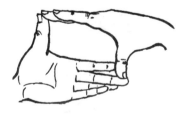

左手中指彎曲和右手拇指
相碰，圖 9-16-3。

左手拇指伸展和右手中指相碰，
反覆做 4－8 次，圖 9-16-4。

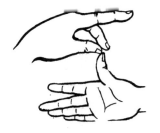

左手心向下右手心向裡，
左手中指、拇指和右手拇
指相碰，圖 9-16-5。

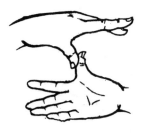

左手中指前伸，圖 9-16-6。

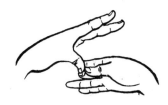

右手中指彎曲和左手拇指
相碰，圖 9-16-7。

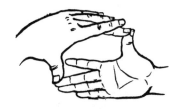

右手拇指伸展和左手中指相碰，
反覆做 4－8 次，圖 9-16-8。

（十七）飛蛾撲火

兩手緊靠，手指向前，四指拇指輪番向前撲打，如
飛蛾撲打野火。

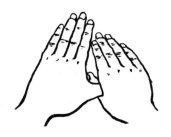

右手拇指四指夾左手拇指，右
手四指向前扇動，圖 9-17-1。

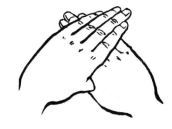

左手四指撲打到右手上，
圖 9-17-2。

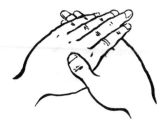

右手拇指翻上來，壓左手背，圖 9-17-3。

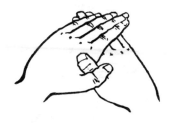

左手拇指翻上來，壓右手拇指，圖 9-17-4。

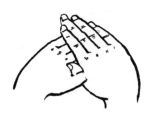

右手四指翻上來向前撲打，圖 9-17-5。

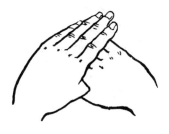

左手四指翻上來向前撲打，圖 9-17-6。

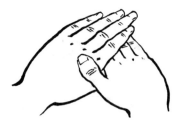

右手拇指翻上來，圖 9-17-7。

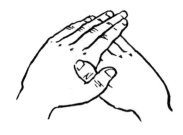

左手拇指翻上來，圖 9-17-8。如此循環不變。

（十八）馬跨連環

兩手拇指、中指，在對手拇指、小指和手背上進進退退，有規律地大步跨越。

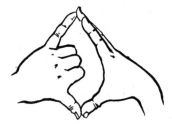

右手拇指、中指和左手拇指、小指相碰，圖 9-18-1。

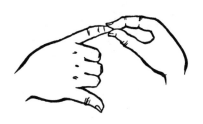

右手拇指和左手小指相碰，圖 9-18-2。

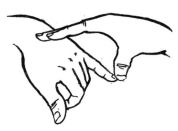

右手中指點向左手背中泉穴位，圖 9-18-3。

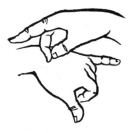

右手拇指也跟上去，圖 9-18-4。

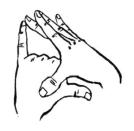

左手小指前伸，右手中指伸向左手小指，圖 9-18-5。

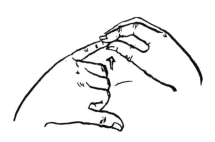

右手拇指跟上去，圖 9-18-6。

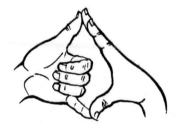

左手心轉向內右手中指前伸和
左手拇指相碰，圖 9-18-7。

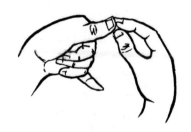

右手拇指上去跟左手拇指
相碰，圖 9-18-8。

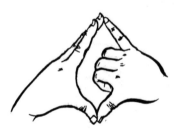

左手拇指、中指和右手拇
指、小指相碰，圖 9-18-9。

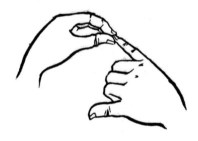

左手拇指和右手小指相碰，
圖 9-18-10。

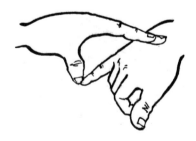

左手中指點向右手背中泉
穴位，圖 9-18-11。

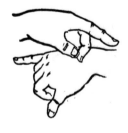

左手拇指也跟上去，
圖 9-18-12。

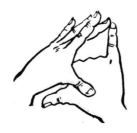

右手小指前伸左手中指伸向
右手小指，圖 9-18-13。

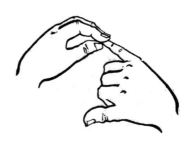

左手拇指跟上去，圖 9-18-14。

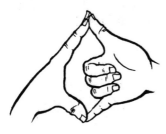

右手心轉向內左手中指前伸和
右手拇指相碰，圖 9-18-15。

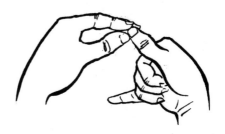

左手拇指上去跟右手拇指相碰，
圖 9-18-16。

（十九）節外生枝

十個指頭向前伸展，並分別依次相互架疊，使人有
枝椏叢生之感。

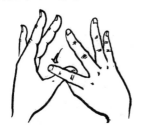

右手食指架到左手拇指上，
圖 9-19-1。

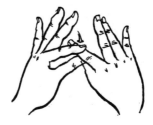

左手食指再架到右手食指上，
圖 9-19-2。

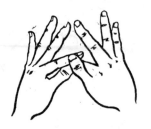

右手拇指移上來架到左手
食指上，圖 9-19-3。

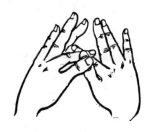

左手拇指移上來架到右手拇
指上，圖 9-19-4。

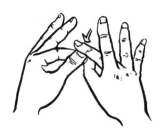

右手中指架到左手拇指上，
圖 9-19-5。

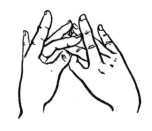

左手中指架到右手中指上，
圖 9-19-6。

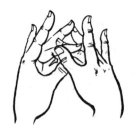

右手拇指移上來，架到左
手中指上，圖 9-19-7。

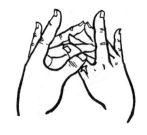

左手拇指移上來，架到右
手拇指上，圖 9-19-8。

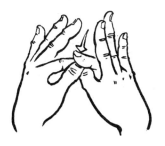

右手無名指架到左手拇指上
，圖 9-19-9。

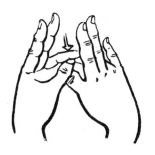

左手無名指再架到右手無名
指上，圖 9-19-10。

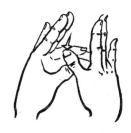

右手拇指移上來架到左手
無名指上，圖 9-19-11。

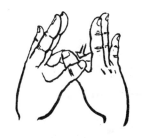

左手拇指架到右手拇指上，
圖 9-19-12。

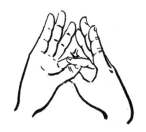

右手小指架到左手拇指上，
圖 9-19-13。

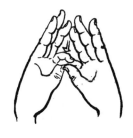

左手小指再架到右手小指上，
圖 9-19-14。

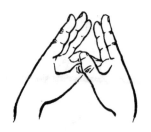 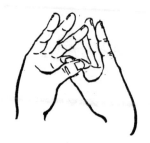

右手拇指移上來架到左手
小指上，圖 9-19-15。

左手拇指再架到右手拇指上，
圖 9-19-16。

（二十）搖頭擺尾

雙手的拇指、食指和對方手指依次分別相碰，兩隻
手同時向裡向外不停擺動。

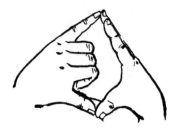 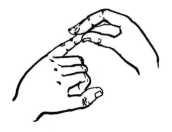

左手拇指、小指與右手拇指
、中指相碰，圖 9-20-1。

右手拇指上移和左手小指相
碰，圖 9-20-2。

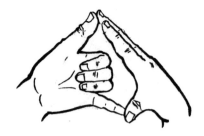 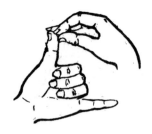

左手心翻上，右手中指向前伸
和左手拇指相碰，圖 9-20-3。

右手拇指和左手拇指相碰，
圖 9-20-4。

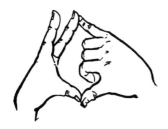

右手拇指、小指與左手拇指、
中指相碰，圖 9-20-5。

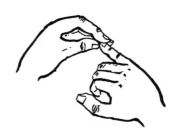

左手拇指上移和右手小指
相碰，圖 9-20-6。

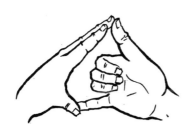

右手心翻上，左手中指向前伸
和右手拇指相碰，圖 9-20-7。

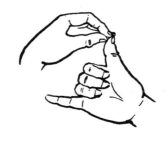

左手拇指和右手拇指相碰，
圖 9-20-8。

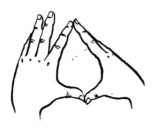

兩手食指、拇指相碰，
圖 9-20-9。

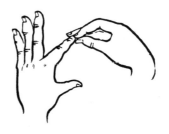

右手拇指上移和左手食指相碰，
圖 9-20-10。

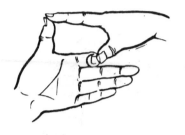

右手食指前伸和左手拇指相碰，右手食指同時彎曲，左手食指同時彎曲，圖 9-20-11。

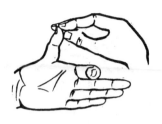

左手拇指和右手拇指相碰，圖 9-20-12。

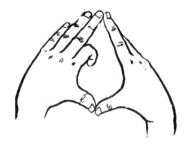

右手食指前伸再和左手中指相碰，圖 9-20-13。

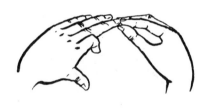

拇指分開，右手拇指和左手中指相碰，圖 9-20-14。

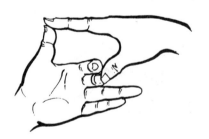

右手食指前伸和左手拇指相碰，左手中指同時彎曲，圖 9-20-15。

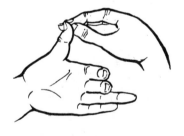

左手拇指和右手拇指相碰，圖 9-20-16。

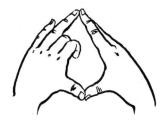

右手食指前伸，再和左手無
名指相碰，圖 9-20-17。

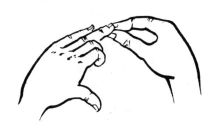

拇指分開，右手拇指和左手無
名指相碰，圖 9-20-18。

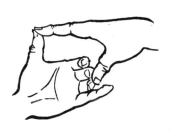

右手食指前伸再碰左手拇指，
左手無名指彎曲，圖 9-20-19。

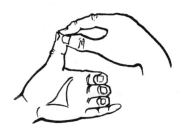

左手拇指和右手拇指相碰，
圖 9-20-20。

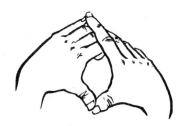

右手食指前伸和左手小指相碰
，圖 9-20-21。

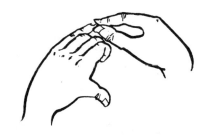

拇指分開，右手拇指和左手小
指相碰，圖 9-20-22。

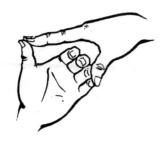

右手食指前伸，再碰左手拇指
，左手小指彎曲，圖 9-20-23。

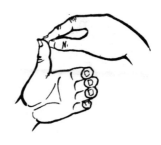

左手拇指和右手拇指相碰，
圖 9-20-24。

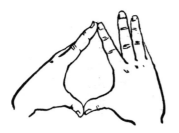

兩手食指、拇指相碰，
圖 9-20-25。

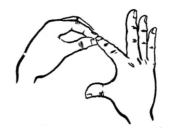

左手拇指上移和右手食指相碰
，圖 9-20-26。

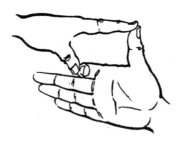

左手食指前伸和右手拇指相
碰，右手食指同時彎曲，
圖 9-20-27。

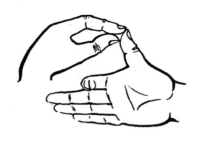

右手拇指和左手拇指相碰，
圖 9-20-28。

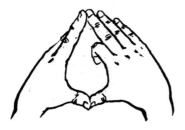

左手食指前伸，再和右手中指
相碰，圖 9-20-29。

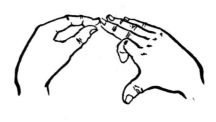

拇指分開，左手拇指和右手中
指相碰，圖 9-20-30。

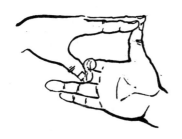

左手食指前伸和右手拇指相碰，
右手中指同時彎曲，圖 9-20-31。

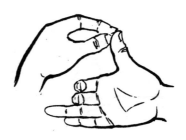

右手拇指和左手拇指相碰，
圖 9-20-32。

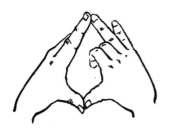

左手食指前伸，再和右手
無名指相碰，9-20-33。

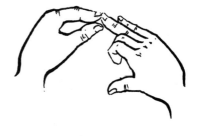

拇指分開，左手拇指和右手無
名指相碰，圖 9-20-34。

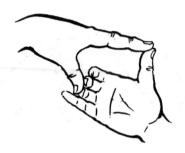

左手食指前伸，再碰右手拇指，
右手無名指彎曲，圖 9-20-35。

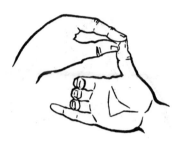

右手拇指和左手拇指相碰，
圖 9-20-36。

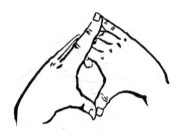

左手食指前伸和右手小指相
碰，圖 9-20-37。

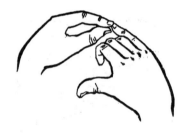

拇指分開，左手拇指和右手
小指相碰，圖 9-20-38。

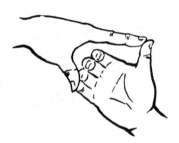

左手食指前伸，再碰右手拇指，
右手小指彎曲，圖 9-20-39。

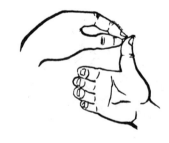

右手拇指和左手拇指相碰，
圖 9-20-40。

（二十一）犬牙交錯

十個指頭逐個向前架疊，同時一個個相互咬緊，由手心向下轉到手心向上。

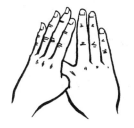

右手食指壓左手拇指，
圖 9-21-1。

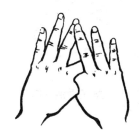

左手食指壓右手食指，
圖 9-21-2。

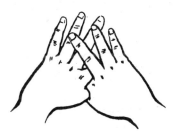

右手中指壓左手食指，
圖 9-21-3。

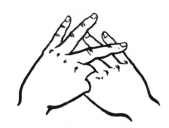

左手中指壓右手中指，
圖 9-21-4。

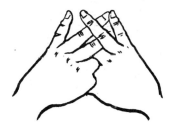

右手無名指壓左手中指，
圖 9-21-5。

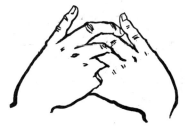

左手無名指壓右手無名指，
圖 9-21-6。

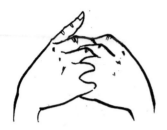

右手小指壓左手無名指，
圖 9-21-7。

左手小指壓右手小指，
圖 9-21-8。

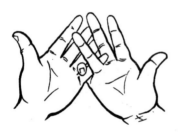

心翻向上右手小指勾左手
小指，右手無名指壓左手
小指，圖 9-21-9。

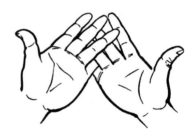

左手無名指壓右手無名指，
圖 9-21-10。

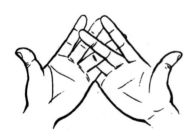

右手中指壓左手無名指，
圖 9-21-11。

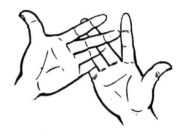

左手中指壓右手中指，
圖 9-21-12。

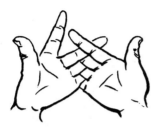

右手食指壓左手中指
，圖 9-21-13。

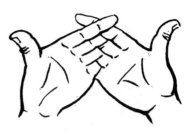

左手食指壓右手食指，
圖 9-21-14。

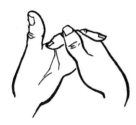

右手拇指壓左手食指，
圖 9-21-15。

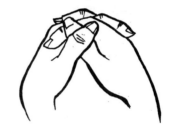

左手拇指壓右手拇指，
圖 9-21-16。

（二十二）八女折腰

從兩手食指開始，相互交叉並相互彎曲纏繞，從食指順序繞到小指。

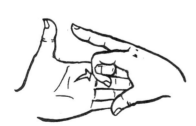

右手心向下，左手心向內，
食指相互緊勾，圖 9-22-1。

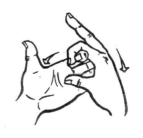

兩手順箭頭用勁纏繞，使手
指逐次分開，圖 9-22-2。

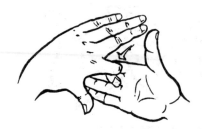

右手心向內，左手心向下
再緊勾一次，圖 9-22-3。

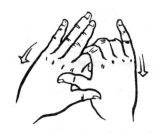

雙手用勁，再使其分開，
圖 9-22-4。

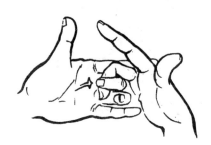

右手心向下，左手心向內
，中指相纏，9-22-5。

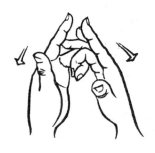

雙手用力分開，圖 9-22-6。

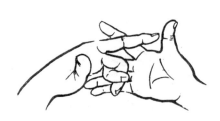

右手轉向內，中指再緊勾
一次，圖 9-22-7。

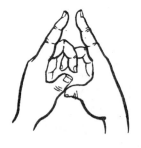

再使其分開，圖 9-22-8。

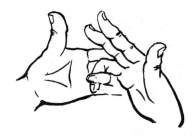

右手心向下，左手心向內，
無名指相纏，圖 9-22-9。

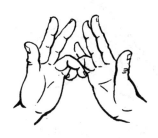

兩手用勁纏繞，用力分開，
圖 9-22-10。

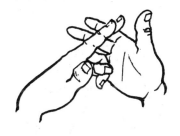

手轉向內，左手心向下，再
緊勾一次，圖 9-22-11。

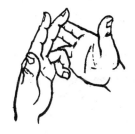

再使其分開，圖 9-22-12。

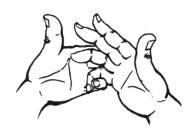

右手心向下，左手心向內，
小指相纏，圖 9-22-13。

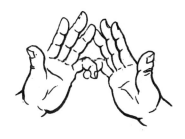

兩手用勁纏繞，用力分開，
圖 9-22-14。

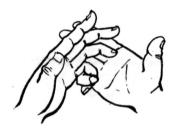

手轉向內，左手心向下，再
緊勾一次，圖 9-22-15。

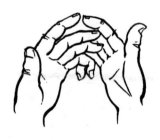

再使其分開，圖 9-22-16。

（二十三）麥浪翻滾

雙手拇指、食指相互逐個下壓對手四個手指，壓下
去的手指又立即恢復如微風中的麥浪，有起有伏。

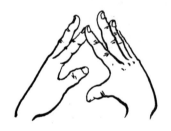

右手食指碰左手食指，
圖 9-23-1。

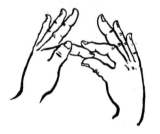

右手食指壓下左手食指，無
右手拇指相碰，圖 9-23-2。

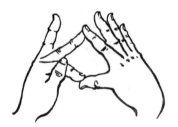

右手食指再碰左手中指，
圖 9-23-3。

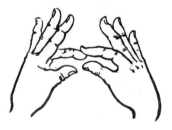

右手食指壓下左手中指，與右
手拇指相碰，圖 9-23-4。

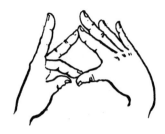

右手食指碰左手無名指，
圖 9-23-5。

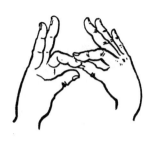

右手食指壓下左手無名指，與
右手拇指相碰，圖 9-23-6。

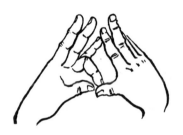

右手食指碰左手小指，
圖 9-23-7。

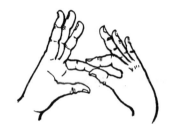

右手食指壓下左手小指，與右
手拇指相碰，圖 9-23-8。

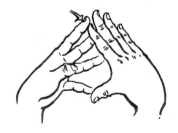

左手食指碰右手食指，
圖 9-23-9。

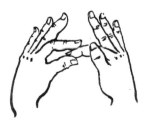

左手食指壓下右手食指，與左
手拇指相碰，圖 9-23-10。

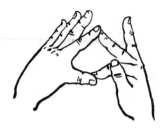

左手食指碰右手中指，
圖 9-23-11。

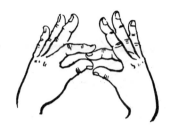

左手食指壓下右手中指，與左
手拇指相碰，圖 9-23-12。

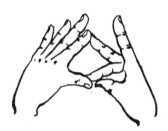

左手食指碰右手無名指，
圖 9-23-13。

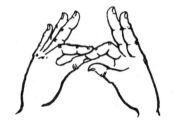

左手食指壓下右手無名指，與
左手拇指相碰，圖 9-23-14。

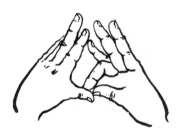

左手食指碰右手小指，
圖 9-23-15。

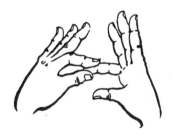

左手食指壓下右手小指，與左
手拇指相碰，圖 9-23-16。

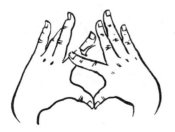

拇指互頂，右手食指壓左
手食指，圖 9-23-17。

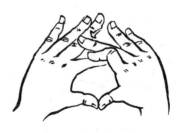

右手中指壓左手中指，
圖 9-23-18。

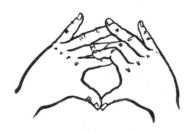

右手無名指壓左手無名指，
圖 9-23-19。

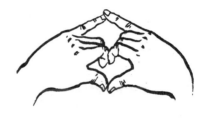

右手小指壓左手小指，
圖 9-23-20。

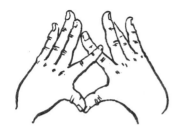

拇指互頂，左手食指壓右
手食指，圖 9-23-21。

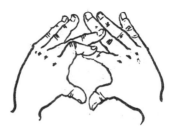

左手中指壓右手中指，
圖 9-23-22。

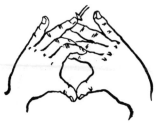
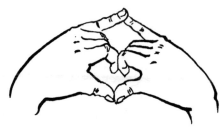

左手無名指壓右手無名指，
圖 9-23-23。

左手小指壓右手小指，
圖 9-23-24。

（二十四）十面花開

雙手相互拱捲，並上下左右四面翻騰，時展時收，如群方爭艷，花開十面。

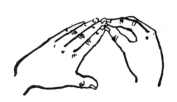
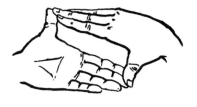

右手拇指、中指與左手中指相碰，圖 9-24-1。

手心轉向內，右手拇指與左手中指相碰，圖 9-24-2。

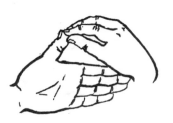
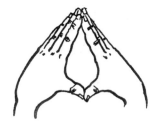

右手拇指和左手拇指相碰，
圖 9-24-3。

兩手拇指、食指、中指相碰，
圖 9-24-4。

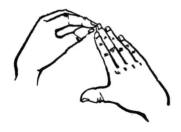

左手拇指、中指與右手中指
相碰，圖 9-24-5。

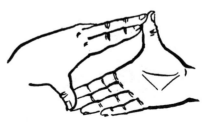

右手心轉向內，左手拇指與
右手中指相碰，圖 9-24-6。

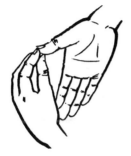

左手拇指和右手拇指相碰，
圖 9-24-7。

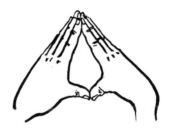

兩手拇指、食指、中指相碰，
圖 9-24-8。

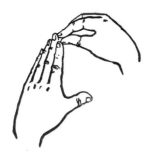

右手拇指、中指與左手中
指相碰，圖 9-24-9。

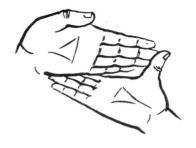

右手拇指與左手中指相碰，
右手中指與左手邊相碰，
圖 9-24-10。

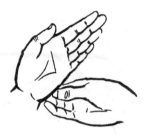

右手拇指也跟上來，
圖 9-24-11。

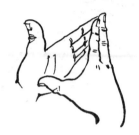

右手中指與左手中指相碰，
圖 9-24-12。

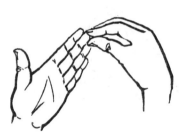

手拇指、食指、中指與左手
中指相碰，圖 9-24-13。

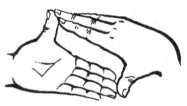

左手拇指與右手中指相碰，
圖 9-24-14。

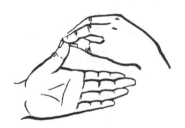

右手拇指、中指與左手拇指
相碰，圖 9-24-15。

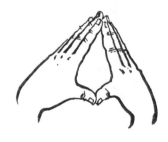

兩手拇指、食指、中指相碰，
圖 9-24-16。

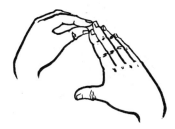

左手拇指、中指與右手中指
相碰，圖 9-24-17。

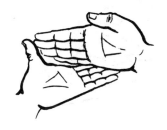

左手中指與右手邊相碰，
圖 9-24-18。

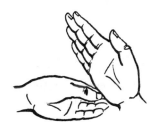

左手拇指也跟上來，
圖 9-24-19。

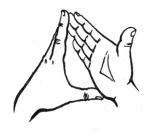

左手中指與右手中指相碰，
圖 9-24-20。

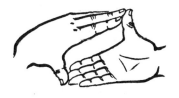

左手食指、中指與右手中指
相碰，圖 9-24-21。

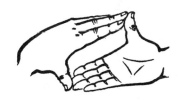

右手拇指與左手中指相碰，
圖 9-24-22。

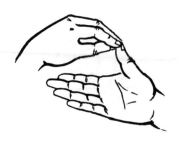

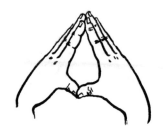

左手拇指、中指與右手小指
相碰，圖 9-24-23。

兩手拇指、食指、中指相碰，
圖 9-24-24。

第三套：節拍運動

重在兩手之間，橫拍豎打，正擊反敲，拳掌交加，
噼啪作響。碰撞按摩滿布穴位、微血管、神經末梢的手
心、手背、手腕，促進血液循環，增進五臟六腑的功能
和新陳代謝，提高手、眼、腦三者的配合，協調運動，
使其更為靈敏、精巧。

（二十五）鼓樂齊鳴

用手指正反面互相拍打對手的手心、手背，隨著音
樂發出有節奏的聲響。

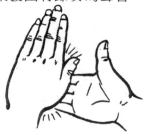

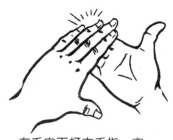

手豎起，右手拍打左手心一
次，圖 9-25-1。

左手向下打右手指一次，
圖 9-25-2。

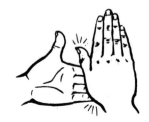

手豎起，左手拍打右手心一
次，圖 9-25-3。

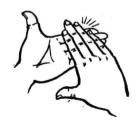

右手向下打左手指一次，
圖 9-25-4。

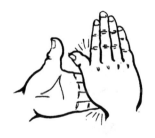

手豎起，左手拍打右手心一
次，圖 9-25-5。

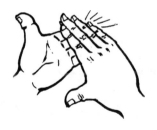

手向下拍左手指一次，
圖 9-25-6。

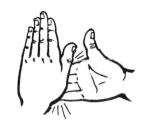

左手豎起，右手拍打左手心
一次，圖 9-25-7。

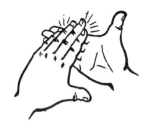

左手向下打右手指一次，
圖 9-25-8。

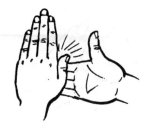

左手豎起，右手再拍左手心
一次，圖 9-25-9。

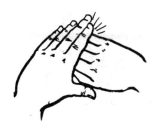

左手向下拍右手背一次，
圖 9-25-10。

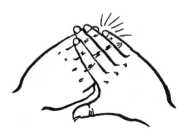

右手翻上來拍打左手指一次
，圖 9-25-11。

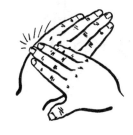

右手上移再拍左手背一次，
圖 9-25-12。

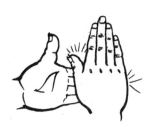

右手豎起左手再拍右手心一
次，圖 9-25-13。

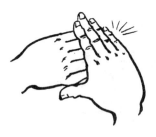

右手向下拍左手背一次，
圖 9-25-14。

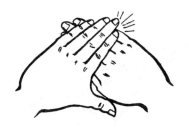

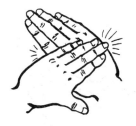

左手翻上來拍打右手指一次，
圖 9-25-15。

左手上移再拍右手背一次，
圖 9-25-16。

（二十六）東擊西敲

　　兩手向上互拍對手的手心，向下互拍對手的手背，
忽上忽下，忽東忽西。

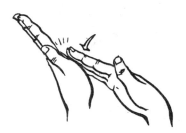

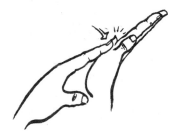

右手拍左手一次，圖 9-26-1。

左手拍右手一次，圖 9-26-2。

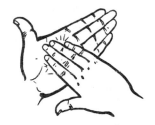

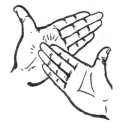

心向上，右手下拍一次，
圖 9-26-3。

心向上，再拍一次，圖 9-26-4。

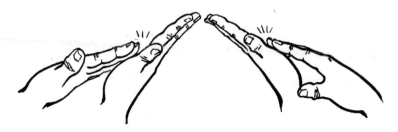

左手拍右手一次，圖 9-26-5。　　右手拍左手一次，圖 9-26-6。

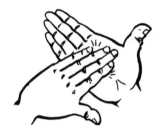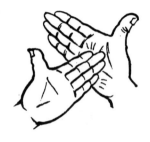

右手心向上左手下拍一次，
圖 9-26-7。

左手心向上再拍一次，
圖 9-26-8。

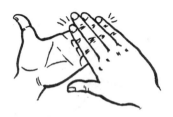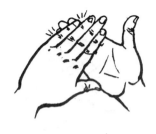

左手心向上，右手向下拍一
次，圖 9-26-9。

左手拍右手一次，圖 9-26-10。

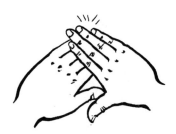

左手背向上，右手拍一次，
圖 9-26-11。

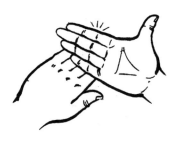

右手用手背下拍一次，
圖 9-26-12。

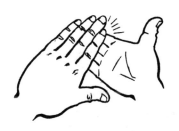

右手心向上，左手向下拍一
次，圖 9-26-13。

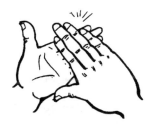

右手拍左手一次，
圖 9-26-14。

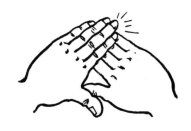

右手背向上，左手拍一次，
圖 9-26-15。

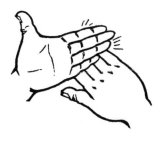

左手用手背下拍一次，
圖 9-26-16。

（二十七）斬金削鐵

兩手如刀向下切，輪翻切在對手的手心、手背，要求有一定的力度。

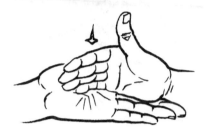

右手彎曲在伸展的左手上，
圖 9-27-1。

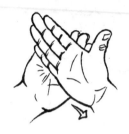

右手伸展，左手彎曲再切一
次，圖 9-27-2。

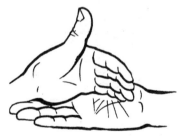

左手彎曲，切在伸展的右手
上，圖 9-27-3。

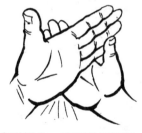

右手彎曲，左手伸展再切一
次，圖 9-27-4。

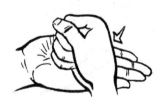

右手握拳，捶左手心一次，
圖 9-27-5。

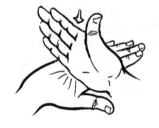

右手伸展，切左手背一次，
圖 9-27-6。

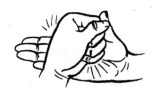

左手握拳，捶右手心一次，
圖 9-27-7。

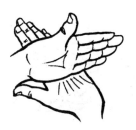

左手伸展，再切右手背一
次，圖 9-27-8。

（二十八）威風鑼鼓

　　用拳用掌循環反覆捶打對手的手心和拳眼，使其乒
乓作響。

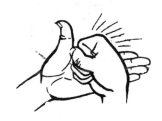

右拳向下捶打左手的手心，
圖 9-28-1。

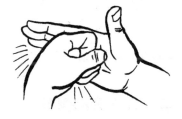

左拳向前撞擊右手的手心，
圖 9-28-2。

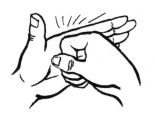

左拳向下捶打右手的手心，
圖 9-28-3。

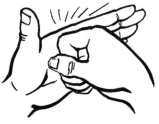

右拳向前撞擊左手的手心，
圖 9-28-4。

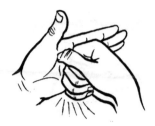

右手握拳再撞左手心一次，
圖 9-28-5。

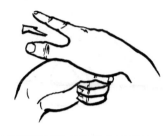

右手伸展向前推拍左手拳眼一
次，圖 9-28-6。

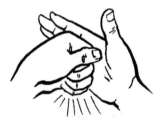

左拳向前撞右手心一次，
圖 9-28-7。

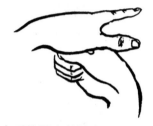

左手伸展向前拍右手拳眼一
次，圖 9-28-8。

（二十九）旁敲側擊

兩手前伸相互碰撞手腕四個不同方位，這裡的穴位
最為密集。

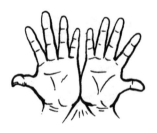

手心向上，互碰一次，
圖 9-29-1。

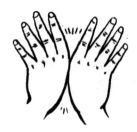

手心向下，互碰一次，
圖 9-29-2。

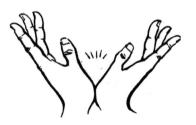

手心相對，互碰一次，
圖 9-29-3。

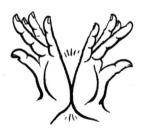

手背相對，互碰一次，
圖 9-24-4。

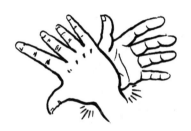

左手心向上，右手心向下，
手腕互碰一次，圖 9-29-5。

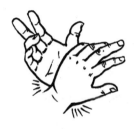

互換位置碰一次，圖 9-29-6。

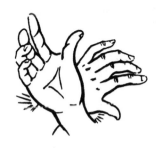

右手背向下，左手背向上，手
腕外側碰一次，圖 9-29-7。

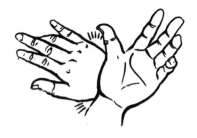

互換位置碰一次，圖 9-29-8。

（三十）聲東擊西

有規律、有節奏地打對手的手心、手背，產生巧妙的反響。

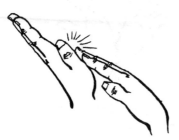

右手拍左手心一次，
圖 9-30-1。

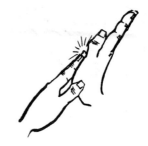

左手拍右手心一次，
圖 9-30-2。

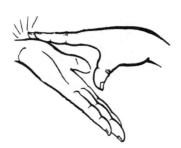

手心轉向上，右手拍左手腕
一次，圖 9-30-3。

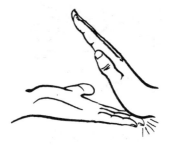

左手指向上反拍右手腕一
次，圖 9-30-4。

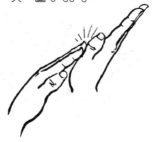

左手拍右手心一次，
圖 9-30-5。

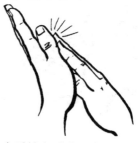

右手拍左手心一次，
圖 9-30-6。

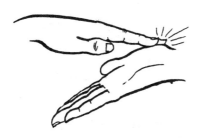

右手心轉向上，左手拍右手
腕一次，圖 9-30-7。

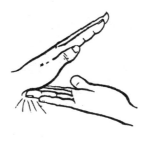

右手向上反拍左手腕一次，
圖 9-30-8。

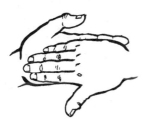

左手向上右手指拍左手腕一
次，圖 9-30-9。

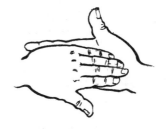

左手轉上來拍右手腕一次，
圖 9-30-10。

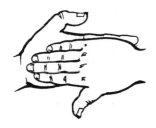

右手再轉上來，拍左手腕
一次，圖 9-30-11。

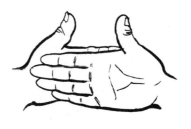

右手背翻上來，再拍左手掌
一次，圖 9-30-12。

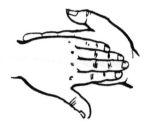

右手向上，左手指拍右手腕
一次，圖 9-30-13。

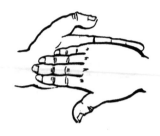

右手轉上來，拍左手腕一次
，圖 9-30-14。

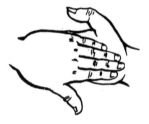

左手再轉上來，拍右手腕一次
，圖 9-30-15。

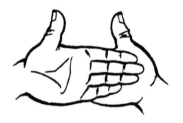

左手背翻上來，再拍右手掌
一次，圖 9-30-16。

（三十一）刀光劍影

兩手胸前拳掌相對，手指有力伸展，正反不停地翻
動，有閃閃發光之感。

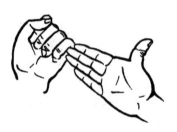

右手伸展，手心向上，直指
對手拳眼，圖 9-31-1。

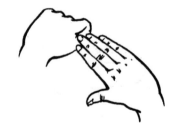

兩手背同時翻向上，仍指左手
拳眼，圖 9-31-2。

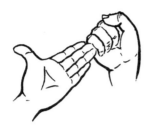

左手伸展，直指右手拳眼，
圖 9-31-3。

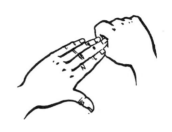

兩手背翻向上，仍指右手拳
眼，圖 9-31-4。

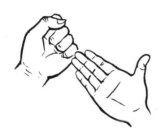

右手頂左手拳眼，圖 9-31-5。

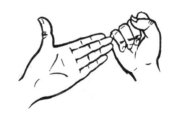

左手反過來，頂右手拳眼一
次，圖 9-31-6。

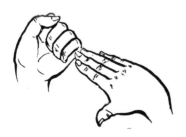

右手手心轉向下，再頂左手
拳眼，圖 9-31-7。

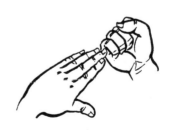

左手手心轉向下，頂右手拳眼，
圖 9-31-8。

（三十二）同室操戈

兩手相互拍打，先拍對方手心，再拍每一個關節。

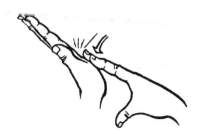

右手打左手的手心，
圖 9-32-1。

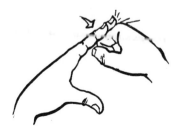

左手拍右拳，圖 9-32-2。

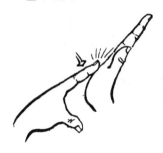

左手拍打右手手心，
圖 9-32-3。

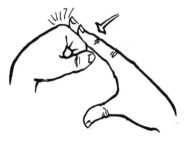

右手反回來，再拍打左拳，
圖 9-32-4。

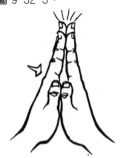

雙手互拍一次，圖 9-32-5。

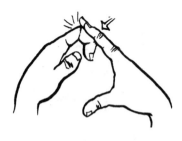

右手拍左手第二關節，
圖 9-32-6。

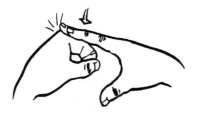

右手拍左手第三關節，
圖 9-32-7。

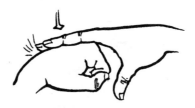

右手拍左手背一次，
圖 9-32-8。

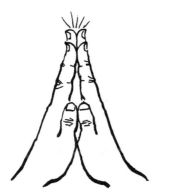

雙手互拍一次，圖 9-32-9。

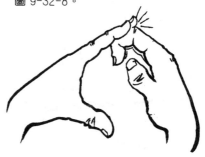

左手拍右手第二關節，
圖 9-32-10。

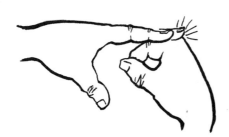

左手拍右手第三關節，
圖 9-32-11。

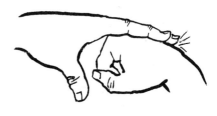

左手拍右手背一次，
圖 9-32-12。

（三十三）力頂千斤

兩手交替用拳下壓對手的指尖，手指也同時上頂，有泰山壓頂之勢，雷霆萬鈞之力。

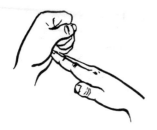

左手握拳壓在右手指尖上，
圖 9-33-1。

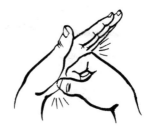

左手伸展，再拍右拳上，
圖 9-33-2。

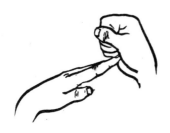

右手握拳，壓在左手指尖上，
圖 9-33-3。

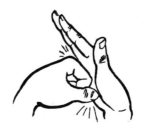

右手伸展，再拍在左拳上，
圖 9-33-4。

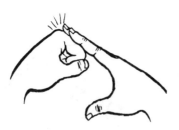

右手指伸展，拍左拳，
圖 9-33-5。

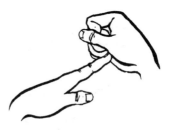

右手握拳，壓在左手指尖，
圖 9-33-6。

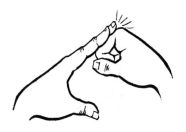

左手指伸展，拍右拳，
圖 9-33-7。

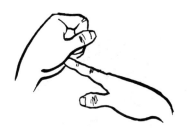

左手握拳，壓右手指尖，
圖 9-33-8。

（三十四）橫衝直撞

　　兩手用力輪翻互撞對手的手心（勞宮穴），並互拍對
手的拳、手背。

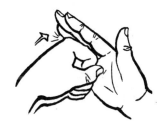

左拳用力衝撞右手心，
圖 9-34-1。

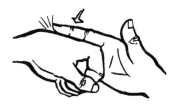

右手拍左手背，圖 9-34-2。

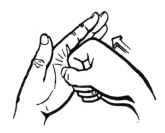

右拳用力衝撞左手心，
圖 9-34-3。

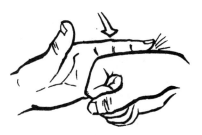

左手拍打右手背，圖 9-34-4。

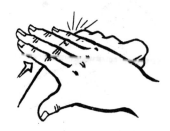

右手向外拍打左手背一次，
圖 9-34-5。

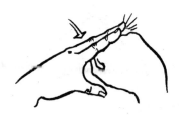

左手向裡拍打右拳一次，
圖 9-34-6。

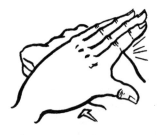

左手向外拍右手背一次，
圖 9-34-7。

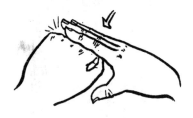

右手向裡拍打左拳一次，
圖 9-34-8。

（三十五）快刀利劍

手指用力伸展，如刀似劍，橫豎相刺對手的手心，
並迅速互換位置。

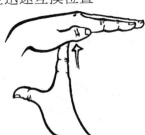

左手平舉，右手垂直向上
刺一下，圖 9-35-1。

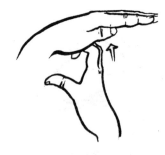

右手第二關節彎曲，再向上頂
一次，圖 9-35-2。

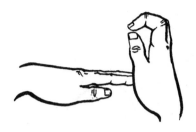

左手橫刺右手心一下，
圖 9-35-3。

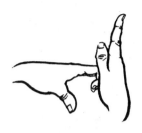

右手伸展，左手彎曲，再刺
一次，圖 9-35-4。

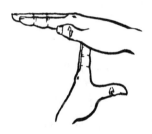

右手平舉，左手向上刺一下，
圖 9-35-5。

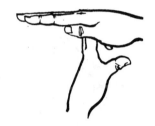

左手第二關節彎曲，再向上
頂一次，圖 9-35-6。

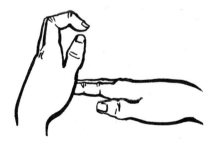

右手橫刺左手心一下，
圖 9-35-7。

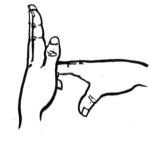

左手伸展，右手指彎曲，再
刺一次，圖 9-35-8。

（三十六）鼓浪掀風

兩手胸前，順勢相互巧妙的正反拍打，可以擊出節奏，上下翻動，如風捲浪花，翻騰起伏。

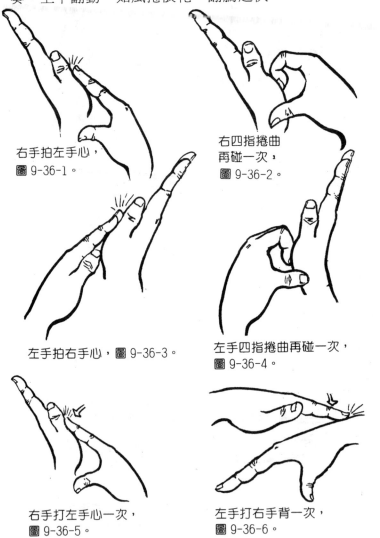

右手拍左手心，
圖 9-36-1。

右四指捲曲
再碰一次，
圖 9-36-2。

左手拍右手心，圖 9-36-3。

左手四指捲曲再碰一次，
圖 9-36-4。

右手打左手心一次，
圖 9-36-5。

左手打右手背一次，
圖 9-36-6。

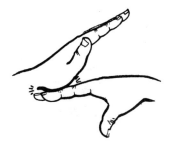

右手向上，反拍左手心一次，
圖 9-36-7。

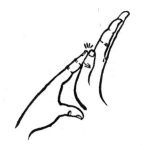

左手拍右手心一次，
圖 9-36-8。

十、手指圓舞曲

　　這裡共八套，自成一體。它比手指操複雜，也不像連環套自成一個整體，但它可以串起來做，有一定的趣味性。「上帝」給了我們一雙萬能的手，為什麼不充分地利用起來？讓自己的那隻手來翩翩起舞，也不無樂趣。

（一）降龍伏虎

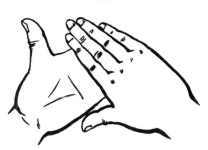

右手指向下，拍左手指，不放開，圖 10-1-1。

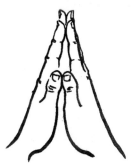

轉移到手心相對，手指向前，圖 10-1-2。

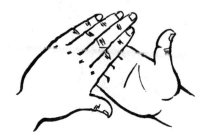

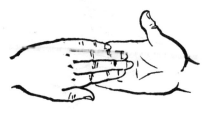

繼續轉移，右手心向上，左手心向下，圖 10-1-3。

再轉到指尖相對，圖 10-1-4。

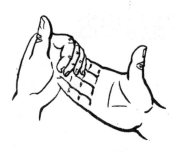

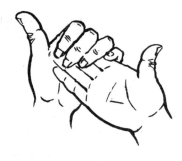

左手四指彎曲，圖 10-1-5。

緊握右手四指，圖 10-1-6。

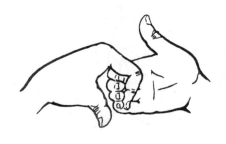

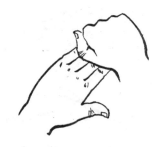

右手四指彎曲，圖 10-1-7。

左手四指伸直，右手握左手四指，圖 10-1-8。

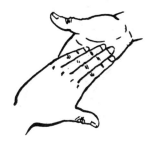

右手四指伸展，手心相對，
圖 10-1-9。

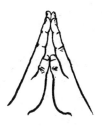

兩手旋轉到指尖向前，
圖 10-1-10。

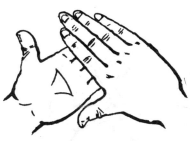

繼續旋轉到右手心向下左手
心向上，圖 10-1-11。

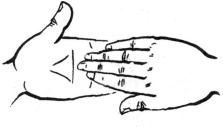

再旋轉到指尖相對，
圖 10-1-12。

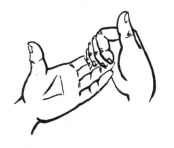

右手四指彎曲，圖 10-1-13。

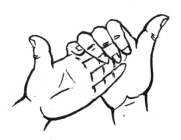

握左手四指，圖 10-1-14。

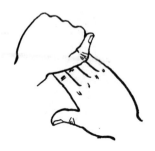

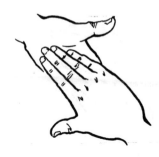

左手彎曲，右手伸展，手心轉向下，左手握右手四指，圖 10-1-15。

左手伸展，逐漸恢復至圖 10-1-1，循環反覆，圖 10-1-16。

（二）翻雲覆雨

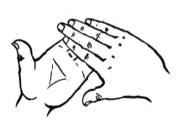

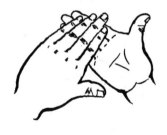

右手在上，左手在下，兩手相碰，圖 10-2-1。

兩手轉動，使其互換位置，圖 10-2-2。

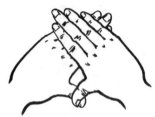

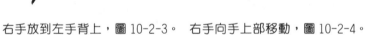

右手放到左手背上，圖 10-2-3。　右手向手上部移動，圖 10-2-4。

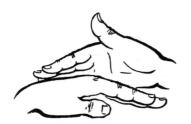

右手移到左手腕處，左手由
裡向外翻動，圖 10-2-5。

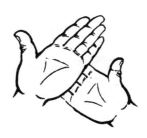

右手不動，左手由手心向裡
轉到手心向上，指尖向前，
圖 10-2-6。

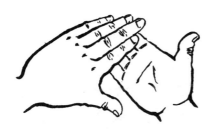

右手不動，左手心轉向下，
放在右手上，圖 10-2-7。

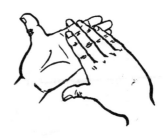

兩手轉動，互換上下位置，
圖 10-2-8。

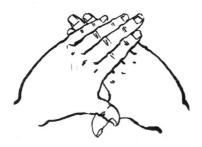

左手翻上來，手心轉向下，
圖 10-2-9。

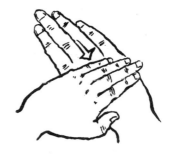

左手向上移動，圖 10-2-10。

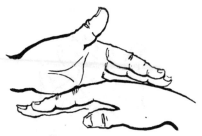 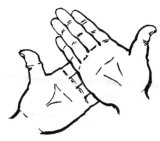

左手移至右手腕處，右手向
裡翻動，圖 10-2-11。

手心翻向上，手指尖向前，
圖 10-2-12。如此循環反覆。

（三）劍拔弩張

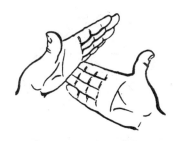 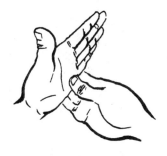

左手指向前伸展，右手四指
拍左手背，圖 10-3-1。

接著拇指跟上去，按左手心，
圖 10-3-2。

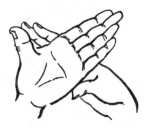 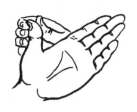

拇指不動，四指前伸碰左手
拇指，圖 10-3-3。

右手拇指跟上去與左手拇指
相碰，圖 10-3-4。

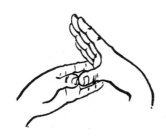

左手四指翻到右手下面拍右手
背，右手四指伸展，圖 10-3-5。

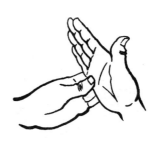

左手拇指跟上去按右手心，
圖 10-3-6。

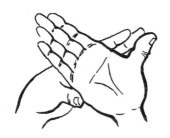

左手中指前伸碰右手拇指，
圖 10-3-7。

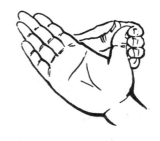

左手拇指跟上去與右手拇指相
碰，圖 10-3-8，如此循環反覆。

（四）杯弓蛇影

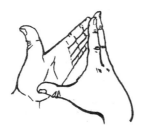

右手四指、拇指分別與左手四
指手腕相碰，圖 10-4-1。

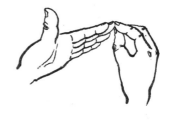

右手拇指上移與左手中指相
碰，圖 10-4-2。

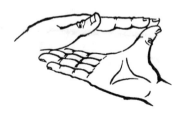

右手心轉向上四指伸向左手
腕，圖 10-4-3。

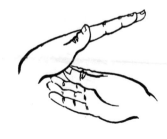

右四指不動，拇指向前靠攏，
圖 10-4-4。

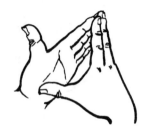

右手拇指不動，四指相互靠
攏，圖 10-4-5。

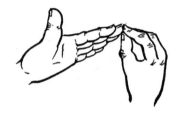

左手四指不動，右手拇指向前
靠攏，圖 10-4-6。

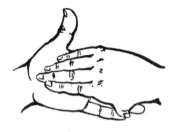

左手心轉向上，右手四指伸
向左手腕，圖 10-4-7。

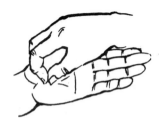

右手拇指隨著向前靠攏，
圖 10-4-8。

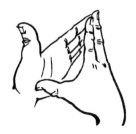

右手拇指不動，四指前伸與
左手四指相碰，圖 10-4-9。

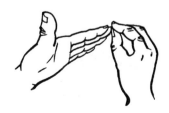

右手拇指隨著向前移動，靠近
左手四指，圖 10-4-10。

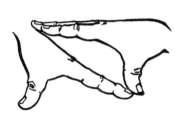

右手拇指不動，四指至左手
背上向前伸，圖 10-4-11。

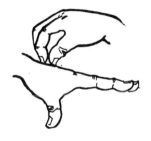

右手拇指前移，靠近四指，
圖 10-4-12。

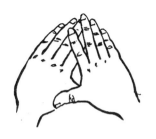

右手拇指不動，四指前伸，
圖 10-4-13。

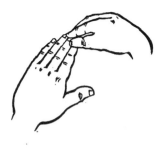

右手拇指隨著前移，
圖 10-4-14。

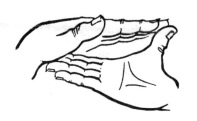

右手拇指不動，四指在左手
下面向前伸，圖 10-4-15。

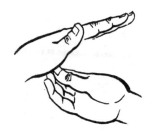

右手四指不動，拇指向前移
動，圖 10-4-16。

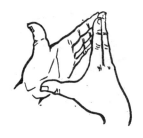

右手拇指不動，四指前伸，
圖 10-4-17。

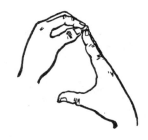

左手拇指前移，靠近四指，
圖 10-4-18。

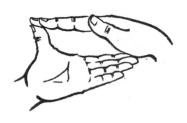

左手拇指不動，手心轉向上，
四指在右手下前伸，四指
圖 10-4-19。

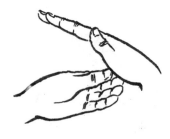

左手四指不動，拇指前移與
靠攏，圖 10-4-20。

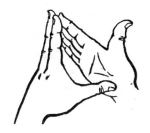

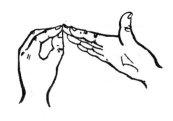

左手拇指不動，四指前伸與
右手相碰，圖 10-4-21。

左手拇指隨著前移，圖 10-4-22。

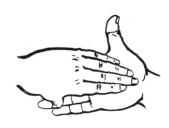

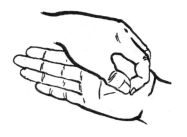

右手心轉向上，左手心向下，
四指前伸，圖 10-4-23。

左手拇指隨著前移與四指靠
攏，圖 10-4-24。

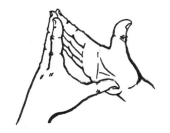

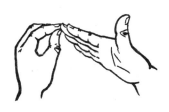

左手拇指不動，四指前伸，與
右手四指相碰，圖 10-4-25。

左手拇指隨著前移，
圖 10-4-26。

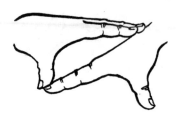

左手四指向右手背伸展，
圖 10-4-27。

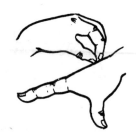

左手拇指隨著前移，
圖 10-4-28。

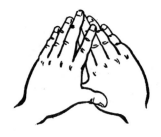

左手拇指不動，四指在右手背
上前伸，圖 10-4-29。

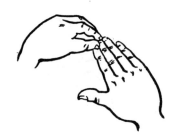

左手拇指隨著前移，
圖 10-4-30。

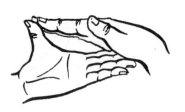

左手心向上，四指前伸，
圖 10-4-31。

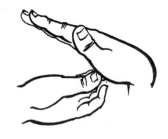

左手四指不動，拇指隨著前
移，圖 10-4-32。

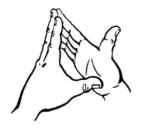

左手拇指不動，四指前伸與
右手四指相碰，圖 10-4-33。

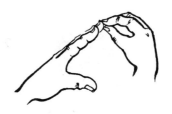

右手拇指向前移與中指靠攏，
圖 10-4-34。恢復到圖 10-4-2，
如此循環反覆。

（五）刀劍出鞘

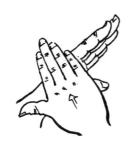

右手心向下放至左手上，
圖 10-5-1。

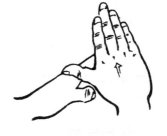

向指尖推進，圖 10-5-2。

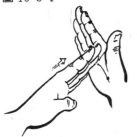

右手心轉向上，圖 10-5-3。

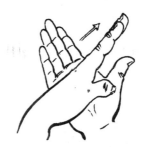

左手在右手心上，再向前推進，
圖 10-5-4。

　　（整個五的動作摩擦的正是大小腸的位置，有利於消化吸收。）

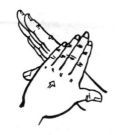

左手心翻向下，圖 10-5-5。

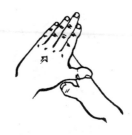

在右手上向前推進，圖 10-5-6。

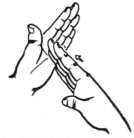

左手繞過指尖，手心轉向上，圖 10-5-7。

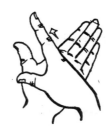

右手在左手上，向前推進，圖 10-5-8。

（六）比翼雙飛

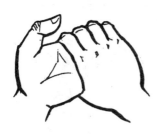

右手心向下，左手心向上，右手緊握左手四指一次，圖 10-6-1。

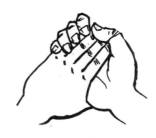

右手心向上，左手心向下，再握左手四指一次，圖 10-6-2。

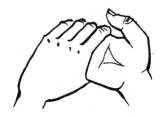 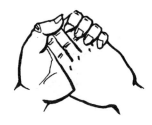

右手心向上，左手心向下，緊握右手四指一次，圖 10-6-3。

左手心向上，右手心向下，緊握右手四指一次，圖 10-6-4。

（七）披荊斬棘

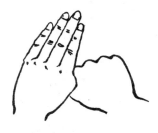 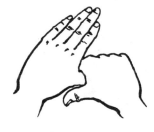

左手四指前伸，右手握左手拇指，圖 10-7-1。

右手拇指由下面伸出來，圖 10-7-2。

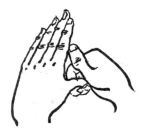 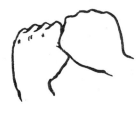

右手拇指再向上豎起，圖 10-7-3。

左手握住右手拇指，圖 10-7-4。

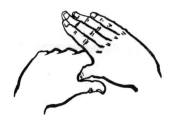

左手拇指由下面伸出來，
圖 10-7-5。

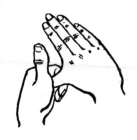

再向上豎起，右手向前握左手
拇指，圖 10-7-6。如此反覆

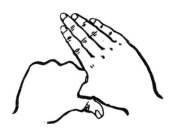

左手拇指從下面伸出來，
圖 10-7-7。

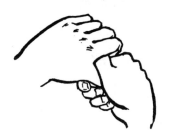

右手四指向下握住左手拇指，
圖 10-7-8。

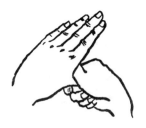

左手四指展開，圖 10-7-9。

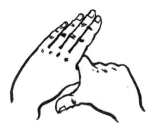

右手拇指由上向下移動，
圖 10-7-10。

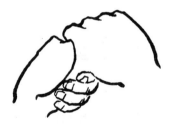

左手四指向下握右手拇指，
圖 10-7-11。

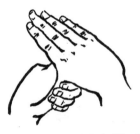

右手四指伸展，恢復如圖 10-7-
7，圖 10-7-12，如此反覆。

（八）金蛇狂舞

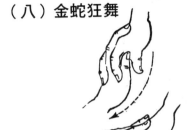

十指交叉，順著虛線向左
下方運動，圖 10-8-1。

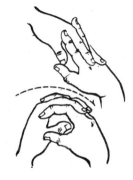

再順著虛線從左邊升起，向右
運動，圖 10-8-2。

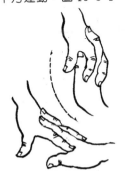

順著虛線向右下方運動，
圖 10-8-3。

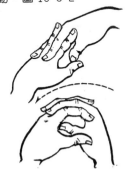

向右上方升起，再向左運動，
圖 10-8-4。

（雙手胸前迅速上下左右正反舞動宛若游龍）

十一、老人手指拳

　　老人「健身球」在我國已有五百年歷史。相傳曾傳入宮中，乾隆皇帝十分喜愛玩。

　　按我國中醫學「十指連心」之說，運用健身球有利於刺激手掌各個穴位、促進血液暢通，堅骨豐肌、舒經活脈，有延緩衰老的功效。

　　我國有不老秘訣，除心情豁達、開朗外，還有五個條件：

　　　　常捏拇指健腦；
　　　　常捏食指健胃；
　　　　常捏中指強心；
　　　　常捏無名指強肝；
　　　　常捏小指壯腎。

　　老人手指拳是根據中國按摩醫學設計的。所刺激到的穴位、經絡，更廣泛、更全面、更深入，它不使用任何工具，隨時隨地可做。持之以恒，必有療效。

（一）刺激五經

　　五個指頭的羅紋面，分別是心、肝、脾、肺、腎。五經，也就是經絡學所指的感應區，也是十二經絡的起止點。觸摸、刺激五經，反射到內臟能起到相互調整的功效。

手心向對，用手指的腹面上下相互揉搓（以一分鐘二百次速度進行），圖 11-1-1、2

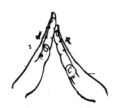 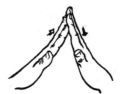 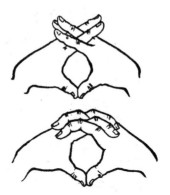

搓揉疲勞時，五指相互交叉，用力按壓對手的手背，使其反作用於指尖。相頂的拇指也同時用力，可以依據時間和身體情況隨意進行，圖 11-1-3、4。

（二）運轉八卦

以拳心為圓心，以掌面三分之二半徑的圓周為八卦空位。運動這一部位，對五臟六腑有廣泛的作用。運動速度加快時，溫度也隨之增高，利用其升溫效應，有促進血液循環、祛病強身的功效。

手指相互交叉不動，改用手掌前後擺動，速度越來越快，其溫度也越升越高，最後可以達到燙手的程度，使得兩手不得不分開，圖 11-2-1，圖 11-2-2。

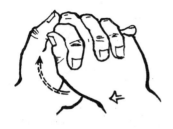 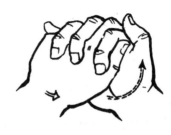

圖 11-2-1   圖 11-2-2。

（三）勁透十宣

　　十指尖端末梢稱「十宣」又名「十王」臨床應用於急救，有清熱、醒神功效。

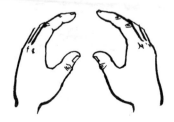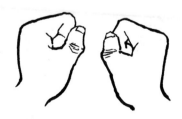

五指輕鬆自然伸展，向前向下均可，圖 11-3-1。

五指緊握，逐漸用力，有意將指尖向手心攏，讓十宣穴位獲得更大的壓力，五指用力彎曲，對微血管血液循環，起到促進作用。「氣血不通百病生，暢通氣血百病除」。圖 11-3-2。

（四）千錘百鍊

　　用拳頭撞擊對手的內八卦，產生較強的刺激，同時反回來觸及「二馬」、二扇門等穴位有滋陰補腎、順氣散結、利水通淋、透表發汗的功效。

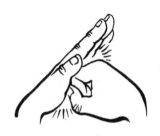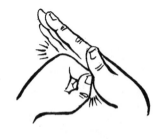

用右拳擊左手心，圖 11-4-1。

用左拳擊右手心，（熟練以後，可加快速度），圖 11-4-2。

（五）力挽狂瀾

重在靈活運轉五指，以促進全身氣血通暢。

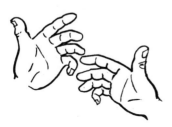

兩臂前伸，從小指開始，逐
個彎曲回收，圖 11-5-1。

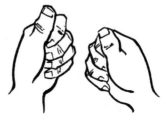

全部回收握成拳，兩臂同時回
收，圖 11-5-2。

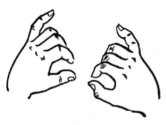

手心轉向外，從小指開始逐個
向外彈出，兩臂隨著前伸，
圖 11-5-3。

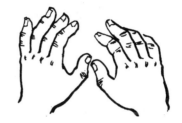

彈擊時用力，圖 11-5-4。

（六）旋轉乾坤

採用另一種方式搓揉八卦部位。

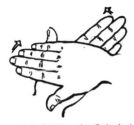

右手心向下，左手心向上，
順著箭頭運動，圖 11-6-1。

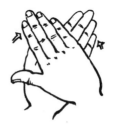

兩手指頭漸漸靠近，圖 11-6-2。

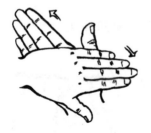

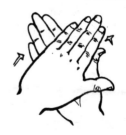

上下互換位置繼續旋轉，
圖 11-6-3。

轉到極限時，再向回旋轉
圖 11-6-4。如此反覆。

（七）壽星推磨

「勞宮」是人體最為重要的穴位之一，和「中衝」相連，直通心臟。相互搓揉，有清心、解煩功效。

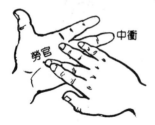

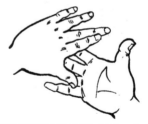

右手中衝穴頂左手勞官穴，
圖 11-7-1。

搓揉旋轉左手心轉向下，右手心轉向上，圖 11-7-2。

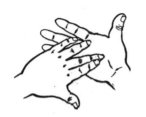

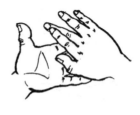

左手中衝穴，頂住右手勞宮
穴，圖 11-7-3。

再旋轉到圖 11-7-1 的位置圖 11-7-4。如此反覆。還可以改用拇指互揉勞宮穴，有促進消化功能。

（八）氣貫長虹

兩手用力緊夾對手的五指，並用力互拉，有通氣活血的功效。

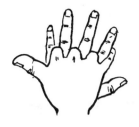

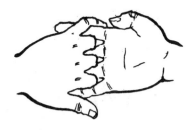

兩臂前伸，右手向下扣左手
的五指，圖 11-8-1。

兩臂回收，在胸前互拉，
圖 11-8-2。

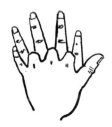

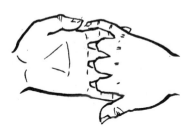

左手扣右手五指，兩臂前伸，
圖 11-8-3。

兩臂回收互拉，圖 11-8-4。

（九）威震蒼穹

手腕是經絡穴位、血管最為集中部位，適度地碰撞，對全身氣血都能產生良好的調節作用。

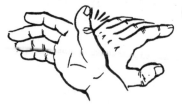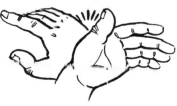

右手在上，左手在下，手背
相對碰撞一次，圖 11-9-1。

互換位置，再碰一次，
圖 11-9-2。

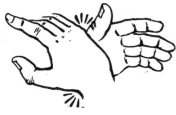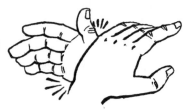

手心相對，互碰一次，
圖 11-9-3。

交換位置，再碰一次，
圖 11-9-4。

（十）水土交融

　　脾為土，腎為水，兩者常有盛有枯。運水入土，運土入水，滋之、潤之，可清脾解熱，健胃助運，增進食慾。

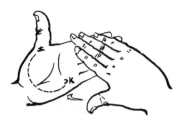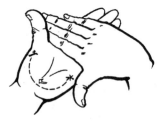

右手心向下，左手心向上，
手指相碰，圖 11-10-1。

右手向左手心移動，用拇指由
水推向土，圖 11-10-2。

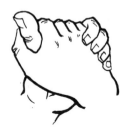

右手握住左手拇指，
圖 11-10-3。

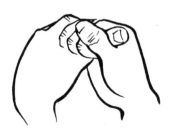

右手心由向下轉向上，左手用
力拔出拇指，圖 11-10-4。

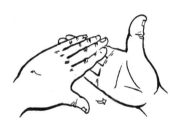

兩手互換位置，圖 11-10-5。

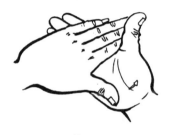

左手用拇指推右手大小魚際，
圖 11-10-6。

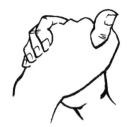

左手握緊右手拇指，
圖 11-10-7。

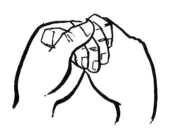

右手用力拔出拇指，
圖 11-10-8。

十二、學生健腦操

學校是培訓人才的搖籃，旨在全方位提高全民的素質。多年來，課間的體育運動，只重在健體，而忽視健腦。「心靈手巧」是中國有識之士的共識，在「健體」的同時，也能「健腦」不是一舉兩得？因此我們設計以手指運動帶動全身運動的「學生健腦操」適用於中小學、幼兒園的課間配合音樂磁帶活動。

（一）握拳伸展運動

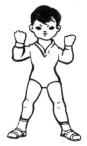

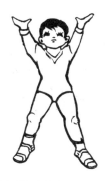

兩臂在胸前向上彎曲，兩手心向內握拳，右腳橫跨一步，圖 12-1-1。

兩臂上舉手心向上，五指伸展頭向上微仰，腳跟提起，圖 12-1-2。

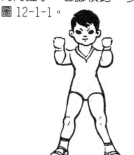

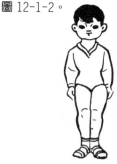

恢復圖 12-1-1 姿勢，圖 12-1-3。

兩手下垂兩腳相併（以下左右交替反覆進行），圖 12-1-4。

（二）分指擴胸運動

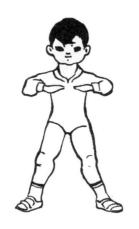

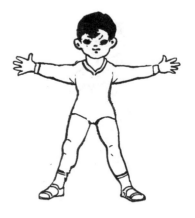

兩臂平舉向前彎曲，手心向下，手指相對，五指相併，右腳橫跨一步，圖 12-2-1。

兩臂左右平伸，手心向前，五指分開儘量向後擺，胸向前挺，圖 12-2-2。

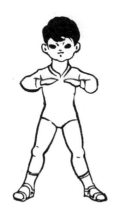

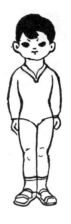

恢復圖 12-2-1 姿勢，圖 12-2-3。

垂手兩腳相併，圖 12-2-4。

（三）握爪轉體運動

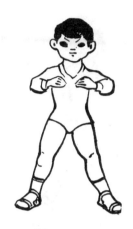

兩臂平舉，向前彎曲，五指
在胸前成爪狀，指尖相對，
跨右腳，圖 12-3-1。

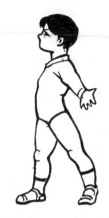

身體向右轉，兩臂左右伸展
，手心向上，五指分開，
圖 12-3-2。

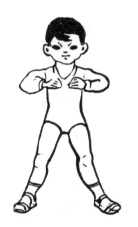

恢復圖 12-3-1 姿勢，
圖 12-3-3。

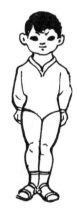

兩手下垂兩腳相併，
圖 12-3-4。

（四）交指側傾運動

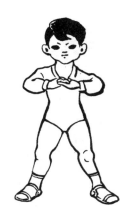

兩手在胸前，十指相互交叉，手心向下，右腳橫跨一步，圖 12-4-1。

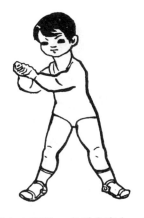

身體向右傾斜，右手心向上，左手心向下，左手拇指伸到右手背後，相互握緊，圖 12-4-2。

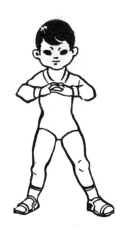

恢復圖 12-4-1 姿勢，圖 12-4-3。

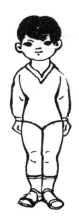

垂手立正，圖 12-4-4。

（五）碰掌伸腿運動

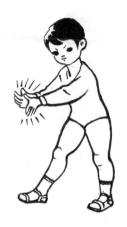

右腿向側前方伸一步，兩手
向同一方向伸出，手心相對
，碰掌一次，圖 12-5-1。

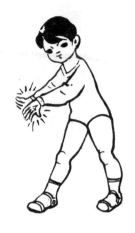

手背相對碰一次，圖 12-5-2。

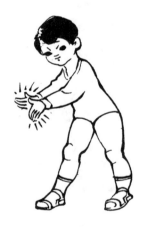

手心相對碰一次，圖 12-5-3。

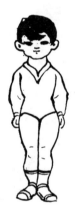

手臂和腿同時回收，垂手立正，
圖 12-5-4。

（六）彈指側彎運動

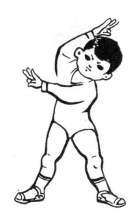

身體向左彎，左跨一步，右臂從
頭頂伸向左方，左臂從胸前伸向
右方，同時彈指一次，圖 12-6-1。

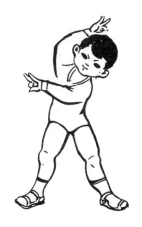

各彈中指一次，
圖 12-6-2。

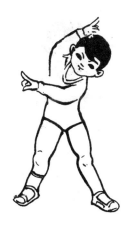

各彈無名指一次，圖 12-6-3。

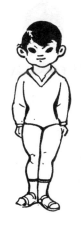

雙手放下，兩腿相併，
圖 12-6-4。

（七）頂指下蹲運動

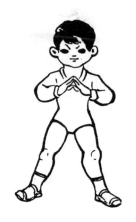

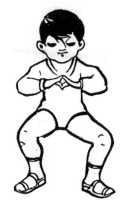

兩手在胸前，十指尖互頂，
右腳橫跨一步，圖 12-7-1。

兩腿向前彎曲下蹲，食指、中
指、無名指同時彎曲，拇指、
小指不動，圖 12-7-2。

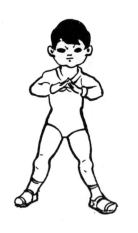

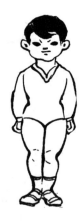

恢復圖 12-7-1 姿勢，十指
尖集中互頂，圖 12-7-3。

收腿，兩手握成爪狀，手指互
頂（最後一拍，收腿放手），
圖 12-7-4。

（八）立指碰腳運動

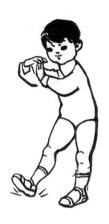

右腳向側前方伸出，用腳跟碰地一次右手橫胸前，左手立起，用中指頂右手心一次，圖 12-8-1。

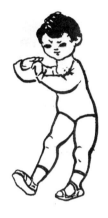

右腳不動，左手從第二關節彎曲，再頂一次，圖 12-8-2。

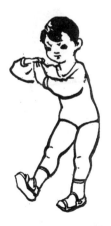

左手伸展再頂一次，圖 12-8-3。

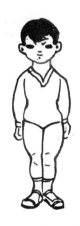

垂手立正，圖 12-8-4。

（九）輪指前傾運動

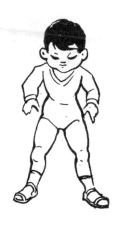

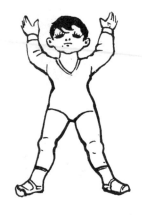

右腳橫跨一步，身體向前彎，雙手順勢從小指開始，逐個指頭向內彎曲成拳，圖 12-9-1。

身體伸直，從小指開始逐個再向外彈出，手心向外，圖 12-9-2。

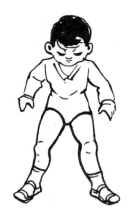

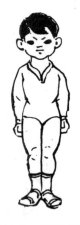

身體再向前彎同圖 12-9-1。圖 12-9-3。

身體伸直，兩腳相併，圖 12-9-4。

（十）滾拳搖胯運動

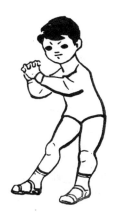

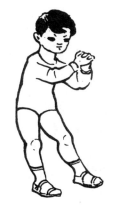

雙手胸前十指相交抱成拳在右側，並向四面八方滾動，右腿伸展，臀部向左後方扭動，圖 12-10-1。

兩腳不動，兩手從右側向左側滾動，臀部同時從左向右扭動，圖 12-10-2。

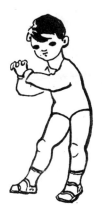

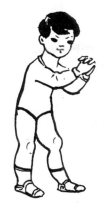

同圖 12-10-1 姿勢，圖 12-10-3。

同圖 12-10-2 姿勢，圖 12-10-4。

附錄：

手指諺語

手是第二大腦；
手是第二心臟。

腦爲手之帥；
手爲腦之師。

手是智慧的源泉；
手是智慧的前哨。

人類創造兩隻手；
兩隻手創造人類。

手是大腦的外延；
手的運動是大腦的外現。

小兒百脈；
匯於雙手。

大腦要聰明
運動兩隻手。

人生兩件寶；
雙手與大腦。

手指動起來；
聰明蹦出來。

手巧心必靈，
心靈手必巧。

手是提高學習成績的智力泵。
手指運動是人類進入高度智力社會的階梯。

大展出版社有限公司　圖書目錄

地址：台北市北投區(石牌)　　電話：(02)28236031
　　　致遠一路二段12巷1號　　　　　28236033
郵撥：0166955～1　　　　　傳真：(02)28272069

・法律專欄連載・ 電腦編號 58

台大法學院　　　法律學系／策劃
　　　　　　　　法律服務社／編著

1.	別讓您的權利睡著了 ①	200元
2.	別讓您的權利睡著了 ②	200元

・秘傳占卜系列・ 電腦編號 14

1.	手相術	淺野八郎著	180元
2.	人相術	淺野八郎著	180元
3.	西洋占星術	淺野八郎著	180元
4.	中國神奇占卜	淺野八郎著	150元
5.	夢判斷	淺野八郎著	150元
6.	前世、來世占卜	淺野八郎著	150元
7.	法國式血型學	淺野八郎著	150元
8.	靈感、符咒學	淺野八郎著	150元
9.	紙牌占卜學	淺野八郎著	150元
10.	ESP 超能力占卜	淺野八郎著	150元
11.	猶太數的秘術	淺野八郎著	150元
12.	新心理測驗	淺野八郎著	160元
13.	塔羅牌預言秘法	淺野八郎著	200元

・趣味心理講座・ 電腦編號 15

1.	性格測驗① 探索男與女	淺野八郎著	140元
2.	性格測驗② 透視人心奧秘	淺野八郎著	140元
3.	性格測驗③ 發現陌生的自己	淺野八郎著	140元
4.	性格測驗④ 發現你的真面目	淺野八郎著	140元
5.	性格測驗⑤ 讓你們吃驚	淺野八郎著	140元
6.	性格測驗⑥ 洞穿心理盲點	淺野八郎著	140元
7.	性格測驗⑦ 探索對方心理	淺野八郎著	140元
8.	性格測驗⑧ 由吃認識自己	淺野八郎著	160元
9.	性格測驗⑨ 戀愛知多少	淺野八郎著	160元
10.	性格測驗⑩ 由裝扮瞭解人心	淺野八郎著	160元

·婦幼天地· 電腦編號 16

·青春天地· 電腦編號 17

·健 康 天 地·電腦編號 18

・實用女性學講座・ 電腦編號 19

・校園系列・ 電腦編號 20

·實用心理學講座· 電腦編號21

·超現實心理講座· 電腦編號22

·社會人智囊· 電腦編號 24

・精 選 系 列・電腦編號 25

・運 動 遊 戲・電腦編號 26

5.	測力運動	王佑宗譯	150 元
6.	游泳入門	唐桂萍編著	200 元

・休閒娛樂・ 電腦編號 27

1.	海水魚飼養法	田中智浩著	300 元
2.	金魚飼養法	曾雪玫譯	250 元
3.	熱門海水魚	毛利匡明著	480 元
4.	愛犬的教養與訓練	池田好雄著	250 元
5.	狗教養與疾病	杉浦哲著	220 元
6.	小動物養育技巧	三上昇著	300 元
7.	水草選擇、培育、消遣	安齊裕司著	300 元
20.	園藝植物管理	船越亮二著	220 元
40.	撲克牌遊戲與贏牌秘訣	林振輝編著	180 元
41.	撲克牌魔術、算命、遊戲	林振輝編著	180 元
42.	撲克占卜入門	王家成編著	180 元
50.	兩性幽默	幽默選集編輯組	180 元
51.	異色幽默	幽默選集編輯組	180 元

・銀髮族智慧學・ 電腦編號 28

1.	銀髮六十樂逍遙	多湖輝著	170 元
2.	人生六十反年輕	多湖輝著	170 元
3.	六十歲的決斷	多湖輝著	170 元
4.	銀髮族健身指南	孫瑞台編著	250 元
5.	退休後的夫妻健康生活	施聖茹譯	200 元

・飲食保健・ 電腦編號 29

1.	自己製作健康茶	大海淳著	220 元
2.	好吃、具藥效茶料理	德永睦子著	220 元
3.	改善慢性病健康藥草茶	吳秋嬌譯	200 元
4.	藥酒與健康果菜汁	成玉編著	250 元
5.	家庭保健養生湯	馬汴梁編著	220 元
6.	降低膽固醇的飲食	早川和志著	200 元
7.	女性癌症的飲食	女子營養大學	280 元
8.	痛風者的飲食	女子營養大學	280 元
9.	貧血者的飲食	女子營養大學	280 元
10.	高脂血症者的飲食	女子營養大學	280 元
11.	男性癌症的飲食	女子營養大學	280 元
12.	過敏者的飲食	女子營養大學	280 元
13.	心臟病的飲食	女子營養大學	280 元
14.	滋陰壯陽的飲食	王增著	220 元

・家庭醫學保健・ 電腦編號 30

·經·營·管·理· 電腦編號 01

·成功寶庫· 電腦編號 02

・處 世 智 慧・ 電腦編號 03

國家圖書館出版品預行編目資料

強身健腦・手指運動／羅群　張俊娥創編
－初版－臺北市，大展，民88
面；21 公分－（家庭醫學保健；53）
ISBN 957-557-921-6（平裝）
1.運動與健康　　2.健康法　　3.健腦法

411.7　　　　　　　　　　　　　　　88004628

行政院新聞局局版臺陸字第 100953 號核准
北京人民體育出版社授權中文繁體字版

強身健腦・手指運動　　ISBN 957-557-921-6

創 編 者／羅群・張俊娥
發 行 人／蔡　森　明
出 版 者／大展出版社有限公司
社　　　址／台北市北投區（石牌）致遠一路 2 段 12 巷 1 號
電　　　話／(02) 28236031・28236033
傳　　　真／(02) 28272069
郵政劃撥／0166955—1
登 記 證／局版臺業字第 2171 號
承 印 者／高星印刷品行
裝　　　訂／日新裝訂所
排 版 者／千兵企業有限公司
電　　　話／(02) 28812643
初版1刷／1999 年（民 88 年）6 月

定　　價／250 元

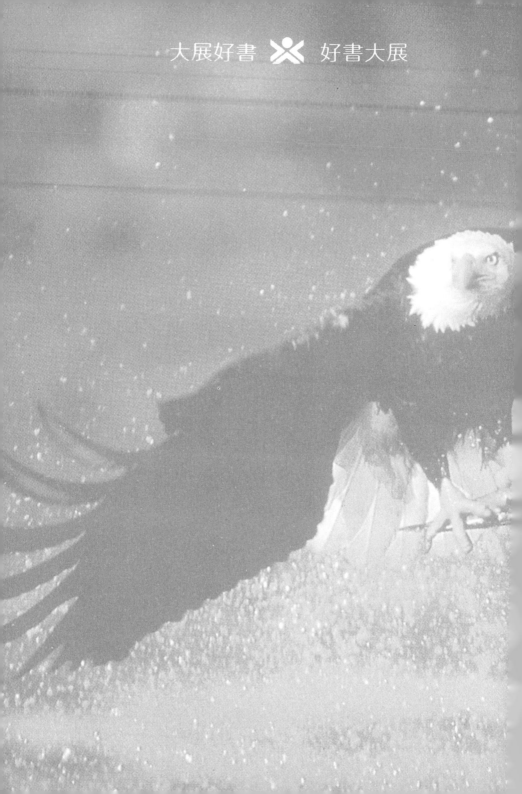

大展好書 ✖ 好書大展